看護倫理

看護の本質を探究・実践する

[改訂第2版]

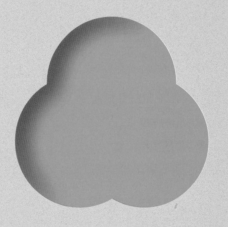

看護学テキスト
Basic & Practice
統合と実践

JN047703

Gakken

■■■ **編　集**

川口　孝泰　　医療創生大学国際看護学部教授

江守　陽子　　岩手保健医療大学看護学部教授

■■■ **執筆者**(執筆順)

江守　陽子　　前掲

川口　孝泰　　前掲

千田　睦美　　岩手県立大学看護学部教授

菊池　和子　　岩手県立大学名誉教授

相墨　生恵　　岩手県立大学看護学部准教授　小児看護専門看護師

蛎﨑奈津子　　岩手医科大学看護学部教授

熊地　美枝　　岩手医科大学看護学部准教授

大谷　良子　　岩手保健医療大学看護学部准教授

高屋敷麻理子　岩手県立大学看護学部講師　がん看護専門看護師・緩和ケア認定看護師

カバー・本文デザイン：野村里香

DTP：グレン

本文イラスト：和久田容代，日本グラフィックス

はじめに

　本書は，看護学生および看護職に就くすべての人たちが学修すべき看護にかかわる「倫理（ethics）」について，事例を交えながらわかりやすくまとめた．倫理とは，一般的な解釈では「人として踏み行うべき道」などと定義される．倫理は，さまざまな社会文化的な背景や個々人の価値観の違い，人々の思想や信条などから大きく影響され，その定義も多様である．倫理にきわめて近い言葉として「道徳（moral）」がある．道徳とは，「人々が善悪・正邪を判断し，正しく行為するための規範」と定義される．この両者の解釈の違いも多様である．倫理は特定の集団の客観的な規範であるのに対して，道徳は社会（人が集まって暮らす場）で守り従うべき内面的な規範と考えるのが，両者の意味の違いを判別する一般的な解釈である．

　日本看護協会のホームページでは，倫理と道徳の違いについて，「道徳が個人や家族などの小集団に用いられることが多いのに対し，倫理は個々人の関係から社会に至るまでより広範に用いられることが多いようです．そのため，道徳は日常生活における行動の基準にはなっても，医療現場における治療の方向性などの判断基準にはなり得ないことが多いと言われています．」として，医療における倫理規範の重要性とともに看護職における倫理の重要性が記されている．このような背景から，日本看護協会では看護職の倫理綱領を，「看護者の倫理綱領」（日本看護協会，2003）として制定した．その後検討を重ね，専門職としての規範の重要性に鑑み，2021年3月に「看護職の倫理綱領」として改訂に至った．専門職としての看護職の自律と社会的信頼を得るために重要であり，そのために必要な内容が，当該綱領にまとめられている．

　本書は，看護倫理を4つのステップで系統的に学べるように仕上げた．ステップ1では，看護倫理の重要性とその背景となった倫理の基本的な考え方を，「看護職の役割と規範」や「患者の権利と擁護」などの視点からまとめた．ステップ2では，学内演習でも使用できるように，日本看護協会が提言した「看護職の倫理綱領」の16の本文について，それぞれ解説を記したうえで，事例を用いて看護倫理上の観点から紹介した．さらに看護基礎教育での学びを深めるため，専門領域別のトピックスを，事例を交えて解説し，看護基礎教育の教材においても十分に活用できるように配慮した．ステップ3では，臨地実習の学修と絡めながら，看護計画において求められる倫理上の注意点や，臨地の実習担当看護師から学ぶ倫理事項などについても紹介している．ステップ4では看護研究に必要な倫理事項について取り上げ，看護研究を進めていくうえで必要とされる知識と，研究倫理審査の手続きなどについてまとめた．本書一冊で学生や看護職の方々にも看護倫理の学修が完結できる内容となっている．

2022年12月

川口孝泰
江守陽子

Step 1 看護倫理の基礎知識

1 倫理とは何か—看護職の社会的役割と行動規範 …………………… 江守陽子　2

倫理とは何か　2 ／看護職と倫理　2 ／倫理学総論　3 ／倫理学の分類　3 ／環境倫理学　5 ／生命倫理学　6 ／人の生殖にかかわる倫理　6 ／人の死にかかわる倫理　10 ／臓器移植と人工臓器の倫理　12 ／人を被験者とした医学研究の倫理　12 ／医療倫理学　13

2 看護倫理とは ………………………………………………………… 江守陽子　16

看護倫理の基本概念　16 ／看護の倫理問題を検討するための看護の基準　17 ／多職種による倫理課題の検討　23 ／医療者と患者・家族の関係　27 ／看護からみた医療における患者の権利　29

3 患者の権利と擁護 …………………………………………………… 江守陽子　31

自己決定の尊重　31 ／「自己決定権」と「他者危害排除の原則」　31 ／告知，インフォームド・コンセントにおける倫理的問題　32 ／未成年者の自己決定権とインフォームド・アセント　32 ／良質の医療を受ける権利　32 ／安楽死と尊厳死　33 ／患者の意思に反する処置　33 ／守秘義務と個人情報保護　33 ／患者を倫理的に守るための注意点　34

Step 2 学内実習に必要な看護倫理

1 学内演習—臨地実習の準備 ………………………………………… 江守陽子　40

看護教育カリキュラムにおける「看護倫理」　40 ／講義・演習・実習の関係　41 ／臨地実習に臨むにあたっての準備　41

2 看護職の倫理綱領

前文 …………………………………………………………………………… 江守陽子　42
1　看護職は，人間の生命，人間としての尊厳及び権利を尊重する. ……… 江守陽子　44
2　看護職は，対象となる人々に平等に看護を提供する. …………………… 江守陽子　48
3　看護職は，対象となる人々との間に信頼関係を築き，その信頼関係に基づいて看護を提供する.
　………………………………………………………………………………… 江守陽子　51
4　看護職は，人々の権利を尊重し，人々が自らの意向や価値観にそった選択ができるよう支援する.
　………………………………………………………………………………… 江守陽子　53
5　看護職は，対象となる人々の秘密を保持し，取得した個人情報は適正に取り扱う.
　………………………………………………………………………………… 江守陽子　57
6　看護職は，対象となる人々に不利益や危害が生じているときは，人々を保護し安全を確保する.
　………………………………………………………………………………… 江守陽子　61
7　看護職は，自己の責任と能力を的確に把握し，実施した看護について個人としての責任をもつ.
　………………………………………………………………………………… 江守陽子　64
8　看護職は，常に，個人の責任として継続学習による能力の開発・維持・向上に努める.
　………………………………………………………………………………… 江守陽子　67
9　看護職は，多職種で協働し，よりよい保健・医療・福祉を実現する. ……… 川口孝泰　71
10　看護職は，より質の高い看護を行うために，自らの職務に関する行動基準を設定し，それに基づき行動する. ……………………………………………………… 川口孝泰　74

11　看護職は，研究や実践を通して，専門的知識・技術の創造と開発に努め，看護学の発展に寄与する. ··川口孝泰　78

12　看護職は，より質の高い看護を行うため，看護職自身のウェルビーイングの向上に努める. ··江守陽子　81

13　看護職は，常に品位を保持し，看護職に対する社会の人々の信頼を高めるよう努める. ··江守陽子　85

14　看護職は，人々の生命と健康をまもるため，さまざまな問題について，社会正義の考え方をもって社会と責任を共有する. ································川口孝泰　88

15　看護職は，専門職組織に所属し，看護の質を高めるための活動に参画し，よりよい社会づくりに貢献する. ··川口孝泰　92

16　看護職は，様々な災害支援の担い手と協働し，災害によって影響を受けたすべての人々の生命，健康，生活をまもることに最善を尽くす. ····川口孝泰　96

3 領域別にみた看護倫理

- 成人看護···千田睦美，菊池和子　102
- 老年看護···千田睦美　110
- 小児看護···相墨生恵　118
- 母性看護···蛎﨑奈津子　127
- 精神看護···熊地美枝　134
- 在宅看護···千田睦美　143

Step3 臨地実習に必要な看護倫理

1 臨地実習を通じての学び··大谷良子　154

教員および臨地実習指導者の役割　154／看護学生の役割　155／報告・連絡・相談の3原則　156

2 看護計画の評価··菊池和子　158

看護計画の立案　158／事例から考える　158／看護学生の姿勢と態度　161

3 看護職から学ぶ—ロールモデルと反面教師·······································大谷良子　163

ロールモデルの種類　163／看護職としての規範　165

4 倫理カンファレンス···高屋敷麻理子　166

倫理カンファレンスとは　166／倫理カンファレンスの実際　167／倫理カンファレンスの準備　167／倫理カンファレンスのなかでの留意点　169／倫理カンファレンスのまとめ方　170／事例から考える　171

5 ICT 社会における個人情報の保護··川口孝泰　174

背景とねらい　174／事例から考える　175

Step 4 看護研究に必要な看護倫理

1 看護研究における倫理………………………………………………………川口孝泰 182

研究における倫理の始まり 182／研究倫理審査委員会の組織化 187／研究倫理における審査内容 189／研究倫理審査申請に必要な書類 189／研究者の倫理 191

看護師国家試験過去問題（解答・解説） 195
看護師国家試験出題基準（令和5年版）対照表 201
Index 202

column

ベビーM事件 江守陽子 8／出自を知る権利 江守陽子 9／人間としての倫理，道徳 江守陽子 38／ICN看護師の倫理綱領（2021年） 江守陽子 43／ナイチンゲール誓詞（誓いの言葉） 江守陽子 47／エホバの証人無断輸血 江守陽子 50／「症例報告における患者情報保護に関する指針」 江守陽子 60／患者の権利に関する WMAリスボン宣言 江守陽子 63／法律で品位の維持を義務づけられている職業 江守陽子 77／患者の権利宣言案（1984年10月14日） 川口孝泰 80／信用（＝信頼）のある看護師とはどうあるべきか 江守陽子 87／スティグマ 千田睦美 95／ ACP 江守陽子 101／看護職の多様な勤務形態の例 江守陽子 109／エイジズム 千田睦美 117／プレパレーション（小児医療） 相墨生恵 120／インフォームド・アセント 相墨生恵 121／児童の権利に関する条約（子どもの権利条約） 相墨生恵 126／プライバシーの保護 蛎﨑奈津子 129／人工妊娠中絶と倫理的課題 蛎﨑奈津子 131／リプロダクティブ・ヘルス 蛎﨑奈津子 132／生殖補助医療と倫理的課題 蛎﨑奈津子 133／人生の最期を迎える場所 江守陽子 150／実習時の記録物に関する注意 江守陽子 157

本書の特徴と構成

本書は，「概論」「学内実習」「臨地実習」「看護研究」とステップを踏んで学び，看護倫理について学んだ基礎が実践のなかで活かされるような構成となっている．

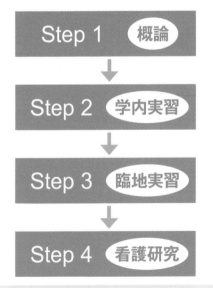

Step 1 概論
倫理とは何か，そして看護倫理とは何かなど，患者の権利を守るために看護職として必要とされる，基本となる倫理の考えかたについて解説．

Step 2 学内実習
「看護職の倫理綱領」と「領域別の倫理」を柱として展開．臨地実習に向けての倫理的な感受性と思考力を高める．

Step 3 臨地実習
臨地実習をとおして，倫理的な問題に反応でき，カンファレンスで問題提起できることを目指す．

Step 4 看護研究
看護研究で必要となる倫理的な知識について解説．研究者としての倫理的な視点を養う．

看護倫理の基礎知識

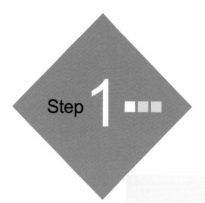

Step 1

1　倫理とは何か——
　　看護職の社会的役割と行動規範

2　看護倫理とは

3　患者の権利と擁護

倫理とは何か──
看護職の社会的役割と行動規範

Step 1-1
学習目標

- 倫理学とはどのような学問であるのかが理解できる.
- 倫理的な観点から，看護職の役割が理解できる.
- 医療の倫理原則が理解できる.

倫理とは何か

　社会生活においては，人に危害を加え死亡させたり心身を傷つけたりすれば，当然のごとく法律により殺人罪や傷害罪に問われる.「法律」は，国会で審議され制定された後に公布されたもので，外的強制力によってつくられる規範（ルール）である.

　一方，「倫理」は道徳やモラルといった言葉と同じ意味であり，「人として踏み行うべき道」「社会生活の秩序を成り立たせるために人として守るべき規範」という意味をもつ.

　わが国においても古くから，「親を悲しませるようなことをしてはならない」「人として恥ずべき行為は慎まねばならない」「誰も見ていなくてもお天道様（神）が見てござる，知ってござる」など，いくつもの生き方の例えや教えが，親から子へ，人から人へと伝わってきた.

　「倫理」は，法律のように国家権力による強制力はないが，人としての品格や自分自身の存在価値にもかかわることであり，その社会で暮らすうえで無視することのできない「自律」から生じる，厳しい規範であるといえる.しかし，道徳的な行為は，思想，宗教，文化，価値観などの立場を異にする人々の間では相反することもあり，また，すべての人にとって共通の「正しくかつ善いこと」というものはないため，その判断にあたっては，多くの人々の共感を得ることができる，合理的な根拠や原則が必要となる.

　看護分野においては，高度先端医療技術の進歩だけでなく，国民の権利意識の高まりや価値観の多様化などにより，看護職はかつてないほどの多くの倫理的問題に直面している.したがって，これからの看護職には，専門職としての高い専門性と同時に，倫理性が求められる.

看護職と倫理

　看護職が守らなければならない規範としては，保健師助産師看護師法（以下，保助看法）や医療法，医師法など，医療それ自体や医療に関係する職業について規定した法律が存在

する．また，専門職者が自覚しなければならない職業倫理について具体的に記述したものとして，倫理綱領がある．看護専門職者集団内部の人間の行動を規定する文書としては，「看護職の倫理綱領」[1]がそれにあたる．

看護職は，病院や診療所などの医療施設あるいは地域で働き始めると同時に，こうした専門職者のルールである看護倫理に基づいて，行動することが求められる．看護職は，患者一人ひとりが個性をもった人間であることを自覚して接し，自らの知識と技術を患者の利益と幸福に結びつくように活用し，支援する必要がある．看護職が「看護職の倫理綱領」を軽視して，単に目標として掲げるだけであるならば，世間からは，専門職集団としての信頼も尊敬も得ることはできないだろう．

倫理は，道徳的に「善い」とされることを達成するために必要である．また，有徳な人格を備えることは簡単ではないとしても，倫理について常に意識し，よく考えることは，少なくとも善い人となるための近道であると思われる．

本ステップでは，看護倫理を理解するためにまずは，「倫理学とはどのような学問であるのか」，さらに「"倫理学"と，医療現場でよく耳にする"生命倫理"や"医療倫理"とはどこが異なるのか」について概観する．そのうえで，看護職の社会的役割と行動規範について，看護職の職業倫理を，臨床において倫理的な問題が生じる場面と結びつけながら考察する．

倫理学総論

倫理学や哲学は，現代社会の動きを身近に感じとり，「社会では今，何が問題となっているのか」を扱い，問う学問である．倫理学あるいは道徳哲学とは一般的に，人としての行動の規範となる，物事の道徳的な評価を理解し，研究するものであり，哲学の研究領域の一部である．

法哲学・政治哲学も，規範や価値をその研究の対象としてもつが，これらは国家的な行為についての規範（法や正義）を論ずるもので，この点で倫理学とは異なる．

倫理学とは簡単にいえば，物事の善悪の基準を問う学問である．善悪の基準は，人間の行為を正しい方向に前進させるうえで必要不可欠な，根本的な問いと考えられている．

したがって，倫理学は単なる「規則」や「命令」とは異なり，難しい事象について考えるための道具（ツール）であって，人間の行為が正しく進むべき方向を示すことに，その役割があるといえる．

倫理学の分類

倫理学は大きく，規範倫理学，非規範倫理学，応用倫理学に分けられる．

1 規範倫理学と非規範倫理学（図 1）

「何が正しい行為か」「どのような行為が本当の意味で善い行為といえるのか」という問いに答えることを目的とする倫理学を規範倫理学と呼び，その倫理理論には帰結主義（功利主義）倫理学，義務倫理学，徳倫理学などがある[2,3]．

また，さまざまな判断を下す際に「何に重きをおくか」によって，快楽主義，幸福主義，非快楽主義，利己主義，利他主義，功利主義

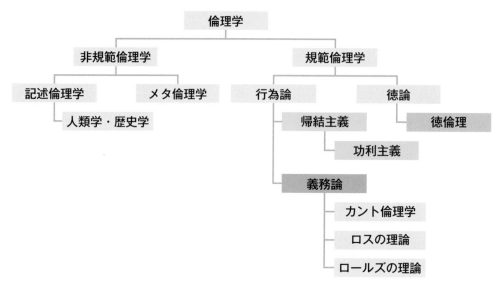

図1　倫理学の見取り図
文献2）より引用

などの立場がある．倫理理論や倫理学説は，多くの人が議論を行うための共通の「言語」にあたり，合理的に考えるためのツールとなる．

　一方，倫理学の理論的根拠となる倫理の成立や，法・宗教との関係，時代による倫理のあり方の変遷を研究する学問を，非規範倫理学（またはメタ倫理学）と呼ぶ．この分野は20世紀以降，言語哲学や分析哲学の影響を受けて発展した．

2 応用倫理学

　規範倫理学や非規範倫理学の成果に基づき，現代の実践的な諸問題に倫理学的観点からアプローチする学際的領域が応用倫理学である．応用倫理学はその応用範囲に応じて，多様な名称をもっている（**表1**）．

　臨床における看護職の倫理について考える枠組みも，この応用倫理学のなかに位置する．ただし，応用倫理学は新しい分野であり，領

表1　応用倫理学の種類

- 環境倫理学
- 生命倫理学
- 医療倫理学
- 臨床倫理学
- 看護倫理学
- 脳神経倫理学
- 動物倫理学
- 技術者倫理学
- 経済倫理学
- 情報倫理学
- 教育倫理学
- コンピュータ倫理学
- ビジネス倫理学
- 保育倫理学
- その他

域の守備範囲も整理が進んでいない．そのため，ある問題に対して領域ごとに「枠組み」が考えられることもある．領域ごとに枠組みを設定していると，それぞれの領域である問題が重複して扱われることも，また，その反対に，どの領域でも見過ごされることなどの，取りこぼしが生じるおそれがある．したがって，互いの学問間での協力が重要になる．

　以下では，この応用倫理学の立場から，看護倫理，および看護を取り巻く医療や生命・環境に関する倫理について考察する．

ステップ1

ステップ2

ステップ3

ステップ4

環境倫理学

「自分のことは自分で決めてかまわない」という個人主義的自由主義の主張は,「自分の所有財産はどのように使おうが自由である」という主張と同様に,自身の「身体」や「生死」まで自分で自由に決めることができるという主張につながる.

こうした主張や立場に対して環境倫理学では,人間だけではなく,その他の動物や植物・自然の環境生態にまで,生存権を拡大する.

また,環境倫理学は,未来の世代に対する責任や,地球全体としての意思決定についての規範も考察している.

1 自然の生存権

生存権は,人間にだけあってそれ以外のものにはないとすると,「人間が生きてゆくために自然を破壊してもよい」という主張が正当化される.一方,環境倫理学では,人間だけでなく,おのおのの生物,生態系,景観などにも生存の権利を認めるという考えに立つ.

しかし,人間以外のものに生存権を認めるという主張とは,地球上のあらゆる生物に生存権を認めることになり,人間は自分が生き,食べるためのあらゆる殺生ができなくなる.この点が生存権による主張の難しい点である.

生存権をはじめとする諸権利を,誰にどこまで拡大すべきかという問題には多くの議論があり,意見の一致はみていない.

2 世代間倫理

現代を生きる世代は,未来の世代の生存可能性に対して責任がある.したがって,今生きている人々が環境を破壊し資源を独占するという行為は,環境倫理学において,未来の世代に対して加害者となるという考えである[4].

たとえば,確認されている地球上の化石燃料（石炭や石油）は,今後100年前後で枯渇するといわれている.長い人類の歴史のなかで,現世代がこうした資源を独占し使い果たすことの是非が問われる.もちろん,化石燃料の使用に伴う大気汚染や酸性雨などの環境破壊もまた,世代間倫理と深く関連している.

3 地球全体主義

地球の生態系は閉じた世界（宇宙）であり,そのシステムは有限で,閉鎖的である.人間は,生態系という共同体の一員にすぎないのだから,共同体の他の構成員に対して,愛情と尊敬をもって接することが求められる.

先人は,人間は世界の支配者ではなく,その他多くの生物と同様に,自然神によって生かされていると考え,収穫物を神に奉納し,自然の恵みに感謝する心をもっていた.また,農家の庭先にある柿やみかんの実は,鳥たちの食糧とするために全部収穫しないで一部を残し,また,漁師たちは網の目を大きくして,資源保全のために小魚を逃がすなどしてきた.

こうした工夫は,生態系に組み込まれた人という生物にとって,生き残り戦略の1つでもある.

4 人口問題

世界の総人口は,1950年に25億人であったものが,2021年には79億人近くまで急増した.人口増加は地球温暖化だけでなく,食

糧問題やエネルギー問題に大きく関係する．しかし，人口の増加に歯止めをかけるための対策は，ひとつ間違えば多くの倫理上の問題に行き当たる．

たとえば，中国がかつて行った「一人っ子政策」を仮に全世界で行うとなれば，世界中のカップルが自分たちの意思ではなく，国家によって出産制限を強いられることになり，生殖の自由という権利が奪われるという考えも成り立つ．

生命倫理学

1970年代以降，生命科学は急速な進歩を遂げた．その結果，生命工学分野における遺伝子組換え技術，体外受精・出生前診断・臓器移植などの高度先端医療技術の臨床医学での実用化，胚性幹細胞（ES細胞）の作成，人工多能性幹細胞（iPS細胞）の臨床応用など，これまで考える必要のなかった未知の倫理的問題が生じた．

患者にとって最善で最大の幸福は何かが検討されるなかで，「患者の権利」や「インフォームド・コンセント」に対する意識の高まりとともに，たとえば「他人の精子や卵子を利用する高度生殖補助医療技術によって生まれた子の親は誰か」「臓器移植のための渡航は是か非か」「心臓が動いていても，脳が死ねば死なのか」「遺伝子組換え技術はどこまで人に応用できるか」などさまざまな，生命をめぐる難しい課題が山積している．

生命倫理学は，人の生命のあり方に問いを投げかけている[5]．これにより，生命倫理学が扱う問題の多くは医療倫理学に取り込まれ，生命についての問題が，双方の領域で研究されている．なお，生命倫理学と医療倫理学はテーマを共有することが多いため，区別するのが難しい．おおむね，前者は医療のみならず多分野の専門家がより包括的で一般的な問題として生命を取り扱うことが多く，後者は医学者や医療分野の専門家が扱う，より専門的な医療分野の倫理的研究課題といえる．

人の生殖にかかわる倫理

1　不妊治療

生殖補助医療（assisted reproductive technology：ART）は，「妊娠を成立させるためにヒト卵子と精子，あるいは胚を取り扱うことを含むすべての不妊治療法」をいい，一般的には体外受精・胚移植（*in vitro* fertilization-embryo transfer：IVF-ET），卵細胞質内精子注入・胚移植（intracytoplasmic sperm injection-embryo transfer：ICSI-ET），および凍結・融解胚移植などの不妊症治療法のことで，配偶者間人工授精（artificial insemination with husband's semen：AIH）や非配偶者間人工授精（artificial insemination with donor's semen：AID）は含まれていない．

わが国は，顕微授精法や凍結胚・融解胚移植などの移植技術やそれによる妊娠数からみると，世界有数のART大国になってきている．

a　人工授精（AIH，AID）

人為的に精液を注射器を用いて子宮内に入れ，受精させる方法で，夫の精子を使って人工授精を行うAIHに対して，AIDは第三者の男性が有償もしくは無償で自身の精液を提

表2　代理出産の種類

❶夫婦が体外受精した受精卵を代理母となる第三者の女性（ホストマザー）の子宮に入れ，妊娠・出産する方法
❷第三者から提供された卵子と夫の精子を体外受精し，その受精卵をホストマザーの子宮に入れ，妊娠・出産する方法
❸第三者から提供された精子と妻の卵子を体外受精し，その受精卵をホストマザーの子宮に入れ，妊娠・出産する方法
❹第三者から提供された精子および卵子を体外受精し，その受精卵をホストマザーの子宮に入れ，妊娠・出産する方法
❺traditional surrogacy：代理母となる第三者の女性（サロゲートマザー）が，夫の精子で人工授精を行い妊娠・出産する方法

供することによる人工授精を指す．なお，提供者はほとんどの場合，明らかにされていない．AID では，近親婚を防止する観点から，厚生科学審議会の生殖補助医療技術に関する専門委員会は，ドナー 1 人あたりの出生数を 10 人までとすべきことを発表している [6]．

b　体外受精・顕微授精

排卵誘発剤や外科的手法などによって女性の卵巣内から人為的に取り出した成熟卵子に，培養器の中で精子を注入させて受精させる方法で，受精卵であることを確認した後，培養した胚（受精卵）を子宮内や卵管内に戻して妊娠を図る方法（IVF-ET）や，細い針を用いて卵子の中に精子を 1 匹だけ人工的に入れる顕微授精（ICSI-ET）などがある．

卵子を体外に取り出し受精させ，改めて女性の体内に戻す技術によって，卵子と女性との生物学的関係を任意とすることができるため，親子関係が複雑になるとともに，戻す際の受精卵の選別が可能となる点でも問題が残る．

c　凍結卵

採取した卵子を −196℃ の液体窒素タンクで保存する方法である．生物の細胞活動は −190℃ で止まるため，理論上は何百年でも状態を変化させないままで保存が可能となる．

未受精卵を凍結する場合と受精卵（胚）を凍結する場合があり，未受精卵凍結の融解では蘇生率は約 80%，融解後の受精率・分割率は 50 ～ 60% で，凍結胚を用いた場合よりも治療成績は低い．凍結保存した卵子は，融解後に精子を用いて顕微授精を行い，妊娠を目指すことになる．採卵は通常一度に複数個の卵子を採取するため，余剰胚（人工授精で使用しなかった残り）は凍結保存して，第二子として移植することができる．一方，使用されずに残された胚の最終処理に対する課題もある．

d　代理出産

代理出産は，**表 2** に示す 5 通りがある．代理出産では，生まれてきた子どもの成長にどのような精神的影響を与えるかはまだ何もわかっていない．一方，第三者である女性をもっぱら生殖の道具として扱い，女性に妊娠・分娩による産科的リスクを負わせる．すなわち，妊娠・出産には最悪の場合死に至る危険があり，また，死亡に至らずとも母体に大きな負荷をかけることとなり，女性自身に障害が発生する場合もある．このようなリスクを代理母に負わせることになり，人道上問題があるとの批判がある．

さらに，出産後，代理母が事前契約を破棄して，子の引き渡しを拒否する事件が起こっ

ている（ベビー M 事件）[7]．反対に，生まれた子が障害をもっていたり，契約上のトラブルにより，依頼元の父母が子どもの引き取りを拒否する事例なども生じている．

　なお，わが国の法律では，「分娩したという事実によって親子関係を認める」とされるため，子どもは出産した女性の子として扱われる．このため，代理母と子との間で法的な親子関係が成立する．

　生殖補助医療において第三者から精子もしくは卵子の提供を受ける場合は，提供者（ドナー）に対する匿名性の原則（提供者に関する情報はいっさい公表しない）が存在するが，生まれてきた「子どもの出自を知る権利」[8]と相容れず，その調和が問題となる．

---

column　ベビーM事件

　1985 年 2 月，メアリーは米国ニューヨーク州にある不妊センターの代理母を募集する広告を見て応募し，スターン夫妻と以下のような契約を結んだ．

（1）メアリーはスターン夫の精子と自らの卵子による人工授精を受け，妊娠・分娩する
（2）スターン夫妻からメアリーに対し，健康な子が生まれた場合は 10,000 ドル，流産・死産の場合は 1,000 ドルが報酬として支払われる
（3）必要経費はスターン夫妻が負う
（4）妊娠後の服薬は禁止
（5）羊水診断により胎児に障害がある場合は中絶し，報酬は支払われない
（6）2 年以内に妊娠しない場合，報酬は支払われない
（7）出産後はすみやかに，メアリーは子をスターン夫妻の養子とする契約を結び，親権を放棄する

　その後，メアリーは 9 回の人工授精を経て妊娠し，1986 年 3 月に女児を出産した．メアリーは母親としての愛情を子どもに感じるようになり，子を引き渡すことを拒んだ．スターン夫妻はメアリーを訴え

裁判が始まった．その子どもが匿名で「ベビーM」と呼ばれたことから，「ベビーM 事件」と称されるようになった．

　1987 年 3 月，ニュージャージー州上位裁判所は，代理母契約を合法とし，親権は依頼者スターン夫妻にあり，メアリーには親権，養育権はないという判決を下した．メアリーはすぐに上告した．

　1988 年 2 月，ニュージャージー州最高裁判所が下したのは，代理母契約を無効とする逆転判決だった．その概要を以下に示す．

（1）代理母契約は，ニュージャージー州の法律と公序良俗に反する
（2）代理母契約における合意はすべて，代理母が懐妊する以前に交わされたものであり，実の父（スターン夫）と養母（スターン妻）にわが子を引き渡すことが何を意味するか，代理母（メアリー）には理解できていなかった
（3）子の父親をスターン夫とし，母親をメアリーとするが，父親側に親としての適格性がある
（4）メアリーには訪問権を認める

ステップ 1

ステップ 2

ステップ 3

ステップ 4

2 出生前診断

　出生前診断は，広義には，胎児の診断を目的として実施する，"妊娠の有無"の診断，"胎児が生存しているか否か"の判断，胎児の胎位・胎向，胎盤の位置・状態の評価，その時点の胎児の状態評価，分娩進行時の評価などの一連の検査が該当するが，狭義には「胎児の出生前遺伝子検査」を指す．

　出生前診断では，出産前に胎児異常を発見できる場合があり，治療が可能な胎児異常については，手術などで対応するケースも増えている．しかし，根治的な治療法が未確定であるような胎児の疾患や異常が診断された妊婦では，多くが人工妊娠中絶を選択している．

a 着床前スクリーニング

　着床前スクリーニングとは，不妊治療のために体外受精された受精卵が 8 細胞〜胚盤胞前後にまで発生が進んだ段階で，なおかつ女性の体内に戻す前の段階で，その遺伝子や染色体を解析して診断することである．着床前スクリーニングによって，体外受精の着床率を上げたり，染色体異常の回避が可能となる．

---

column　出自を知る権利

　出自を知る権利とは「自分がどのようにして生まれたのか」「自分の遺伝的ルーツはどこにあるのか」を知る権利のことである．多くの場合，両親がそのまま遺伝的なルーツであり，死別や離婚のケースでも，ある程度親の人物像は探ることができる．養子の場合にも戸籍をたどる道は保障されている．

　しかし，わが国で 70 年以上前から実施されてきた AID（匿名第三者の精子を使った人工授精）では，自分の父親を知る方法が保障されていない．これまでは，親と血がつながっていない事実は子に知らせないほうがよいとされてきた．しかし近年，子どもたちの抱える深刻な問題（親に裏切られたという怒り，遺伝的ルーツがわからないことに伴うアイデンティティーの喪失感，近親婚への不安，それらに伴う心身の不調など）が明らかになってきた．

　欧州を中心に，出自を知る権利を法制化する国は増えている．「子どもの出自を知る権利」は，子どもの側の平等な尊厳承認要求であり，人格的自律権でもある．しかし，子の権利は，善意でボランティアとして精子を提供するドナーの「自己情報コントロール権（秘匿権）」と競合する関係にあることも事実である．

　わが国においては 2020（令和 2）年になって，「生殖補助医療の提供等及びこれにより出生した子の親子関係に関する民法の特例に関する法律」が成立した．この特例法では，他人の卵子を用いた生殖補助医療により出生した子の母は，出産した女性をその子の母とすること，他人の精子を用いる生殖補助医療に同意した夫は，その子が嫡出であることを否認することができないことが定められた．しかし，他人の精子または卵子を用いた生殖補助医療により生まれた子の情報保存・管理，開示等に関する規定は定められなかった．

表3　人工妊娠中絶の適応（母体保護法）

❶妊娠の継続または分娩が身体的または経済的理由により母体の健康を著しく害するおそれのあるもの
❷暴行もしくは脅迫によってまたは抵抗もしくは拒絶することができない間に姦淫されて妊娠したもの

b　母体血清マーカー検査

　母体血清マーカー検査では，妊娠初期の女性からの採血で，胎児がダウン症候群，18トリソミー，開放性神経管不全である確率を判定する．しかし，診断確率は高いとはいえず，あくまでも予測であり，正常な胎児を危険と判定したり，異常疾患をスクリーニングできない場合も生じている．

c　遺伝子診断

　人工妊娠中絶とは，遺伝子検査は，染色体，遺伝子，タンパク質の違いを検知して，染色体数の異常や，遺伝疾患につながる珍しい染色体の有無，特定の疾病のリスク遺伝子の有無を分析することができる．

　遺伝子検査およびDNA検査は，遺伝子を検査することで，本人の病気やその発症リスク，薬の効き具合を診断することができる．しかし，その診断はあくまでも確率であり，精度は十分とはいえない．

3　人工妊娠中絶

　人工妊娠中絶とは，人工的な手段を用いて意図的に妊娠を中絶させることをいう．法的根拠となる優生保護法は，1996（平成8）年に母体保護法として改正された．合法的な中絶の理由として**表3**の2点を定めている．違反した者には堕胎罪としての罰則が適用される．

　人工妊娠中絶を行う時期の基準は「胎児が母体外において，生命を保続することのできない時期」と定められ，妊娠22週未満とされた．

　人工妊娠中絶は，女性の子どもを産む・産まないを自ら決める権利として容認する向きもあるが，一方では，児の生存権を奪う行為でもあり，中絶自体を認めていない国もある．

■ □ □ 人の死にかかわる倫理

1　脳死

　脳死とは，「人の脳幹を含めた脳すべての機能が，不可逆的に回復不能と認められた状態」のことである．

　医療技術の発達により，生命に危険な状態が続いても，人工呼吸器により呼吸と循環が保たれた状態を維持することができる．すなわち，一般人にとっては，脳死状態であっても呼吸があり，心臓が動いている，体温が維持される，などの状態から，脳死を人の死とすることに根強い抵抗が存在する．わが国においては，脳死を個体死とすることは法律上いまだ認められていない．

a　脳死判定の前提条件

　脳死判定の前提として，以下の条件がある．
①深昏睡であること
②原疾患が確実に診断されており，回復の見込みがないこと

ステップ
1

ステップ
2

ステップ
3

ステップ
4

b 判定方法

脳死の判定は，臓器などの移植とは関係をもたない，脳死判定の経験のある2名以上の医師で行う．第1回の脳死判定を行った6時間後に2回目の判定を行う．2回目の判定が終了した時刻を，死亡時刻とする．

2 安楽死

安楽死とは，人または動物に苦痛を与えずに死に至らせることである．一般的に，終末期にある患者に対する医療上の処遇を意味する．

安楽死に至る方法として，積極的安楽死〔positive euthanasia（active euthanasia）〕と，消極的安楽死〔negative euthanasia（passive euthanasia）〕の2種類がある．安楽死の別表現として，尊厳死（dignified death）がある．尊厳死は本人の事前の希望に限定して用いる．

a 積極的安楽死

積極的安楽死とは，致死性の薬物の服用または投与により，死に至らせる行為である．医療上の積極的安楽死の場合は，患者本人の自発的意思に基づいて，自ら致死性の薬物を服用して死に至る行為，または患者本人の自発的意思（意思表示能力を喪失する以前の自筆署名文書による事前意思表示も含む）による要求に応じて，他人（一般的に医師）が患者の延命治療を止めることをいう．なお，わが国では認められていない．

b 消極的安楽死：生命維持治療の中止・拒否（不開始）

医療上の消極的安楽死の場合は，患者本人

の明確な意思に基づく要求（リビング・ウィル），あるいは患者の親・子・配偶者などの最も親等が近い家族の，明確な意思に基づく要求に応じて選択される．たとえ，病気・障害を予防，良好に維持する方法が確立されていて，その治療をすることが可能であっても，当事者の選択が優先される．治療を開始した後であっても，意思を確認した場合には，医療チームで十分な話し合いを行ったうえで治療を中止することになる．

3 終末期医療

わが国は，高齢多死社会を迎え，「望ましい最期」をどのように迎えるかが議論されている．

人に，人生および病気による最終段階（終末期）が訪れた時，治療を継続するか，あるいは治療を中止して残された時間を有意義に過ごすかを，選択しなければならない場合が生じる．死を回避することが難しく，治療法がない，認知症，老衰，がんの末期などがこれに該当するが，その時点で延命をあきらめる決断でもあることから，いつ，誰が決断するかなど，倫理的問題が含まれる．

したがって，終末期医療について，厚生労働省は2018（平成30）年に「人生の最終段階における医療・ケアの決定プロセスに関するガイドライン」9)を，患者の意思が確認できる場合と，できない場合に分けて明示している．

それによれば，患者の意思が確認できる場合には，医療者から患者に対して適切な情報の提供と説明がなされ，本人と医療チームとで十分な話し合いをもつこと，本人による医療・ケアの意思決定を基本とすること，一方，患者の意思が確認できない場合には，家族な

どの意思を尊重するとともに，家族を含め，医療チームのなかで患者の最終段階における医療・ケアについて慎重な判断を行うこと，これらの話し合いの内容は文書にまとめておくこと，などが明記された.

■■■　臓器移植と人工臓器の倫理

1　移植医療

　移植医療とは，提供者（ドナー）から受給者（レシピエント）に組織や臓器を移し植える医療行為を指す. 移植可能な組織・臓器は，心臓，肺，腎，肝，膵，小腸，造血幹細胞，骨髄，角膜，鼓膜，皮膚，血管，腱，骨など，人体の全部といってもよい.

　臓器移植には，死体臓器移植と生体臓器移植がある. 死体からの臓器提供では，脳死の人から提供される場合（脳死臓器提供）と，心臓死した後に提供される場合（心停止後臓器提供）がある. 前者では，脳死を死とするか否かに対する倫理的議論が残されている.

　生体臓器移植では，生きている人（多くは血縁者や配偶者）から，おもに，片腎，部分肝，骨髄などの提供を受けて移植を行う.

　わが国では，運転免許証や健康保険証の裏面に「臓器提供意思表示」の記入欄があるが，ほとんどの臓器の提供数は極端に少なく，移植希望者が長時間待たされることになる. 先進国を中心とした富裕者が，発展途上国の貧困層から臓器を買う臓器取引（臓器売買）および移植のための渡航は，公平，正義，人間の尊厳の尊重といった原則を踏みにじるものであるとして，世界的に問題視されている.

2　再生医療

　再生医療とは，人体の組織が欠損した場合に，身体がもっている自己修復力をうまく引き出して，その機能を回復させる医学分野を指す.

　胚性幹細胞（embryonic stem cells：ES細胞）や人工多能性幹細胞（induced pluripotent stem cell：iPS細胞）は，成体幹細胞と異なり，あらゆる細胞に変化することができる.

　ES細胞の作製には，分化万能性をもつ受精卵，すなわち「胚」を用いるといった倫理的な問題が伴う. 受精後6，7日目の胚盤胞から細胞を取り出し，それを培養することによって作製される. 再生医療への応用が注目される一方で，生命の根源である胚細胞が必要であることから，倫理面での問題が指摘される.

　ES細胞とは異なり，iPS細胞は幹細胞の一種で，皮膚，粘膜，血液などの細胞に分化万能性をもたせ，数週間培養してつくられる. 幹細胞は他の細胞に変化でき，分裂し自分自身と同じ細胞をつくることができる. そのため，自分自身の肝細胞から分化した組織や臓器の細胞を移植した場合，拒絶反応が起こりにくいという利点と，倫理的問題が解決されるため，再生医療（細胞移植治療）への応用が期待される.

■■■　人を被験者とした　医学研究の倫理

　ヘルシンキ宣言[10]は，人を対象とする医学研究の倫理原則である. この宣言は，ナチスの人体実験の反省から生まれたニュルンベルク綱領を受けて，1964（昭和39）年にヘル

表4　ヘルシンキ宣言の一般原則（要約）

❶患者の健康，福利，権利を向上させ守ること
❷被験者の生命，健康，尊厳，全体性，自己決定権，プライバシーおよび個人情報の秘密を守ること
❸医学の進歩は研究に基づくものであること
❹倫理，法律，規制上の規範ならびに基準を守ること
❺患者あるいは健康なボランティアを対象とする研究は，能力と十分な資格を有する医師またはその他の医療専門職の監督を必要とすること
❻最善と証明された治療であっても，安全性，有効性，効率性，利用可能性および質に関しては継続的に評価すること
❼被験者の健康と権利を擁護するための倫理基準に従うこと
❽被験者が同意を与えた場合でも，被験者の保護責任は常に医療専門職の側にあること
❾倫理，法律，規制上の規範ならびに基準を考慮すること
❿環境に害を及ぼす可能性を最小限にすること
⓫医学研究から除外されたグループには適切に配慮すること
⓬研究が予防，診断または治療する価値があるとして正当化でき，かつその研究への参加が被験者の健康に悪影響を及ぼさない場合に限り，参加させること
⓭研究参加の結果として損害を受けた被験者に対する適切な補償と治療を保証すること

シンキ（フィンランド）で開かれた第18回世界医師会（World Medical Association：WMA）総会で採択され，それ以降何度も改訂されてきた．医学研究にかかわる医師およびすべての人々が研究をする際の，自らを規制するための倫理規範である．宣言の一般原則は**表4**のとおりである．

　その他の原則についてはステップ4「看護研究に必要な看護倫理」で解説する．

医療倫理学

　医療技術の革新・発展がもたらす医療の変化と，医師や科学者のもつ力に対する患者の不安や権利意識の台頭を背景に，医療はどうあるべきかを，学際的に倫理学的方法論を用いて，体系的に研究しようとする動きが高まってきた．

　医療倫理学は，保健・医療が行われる際に守られるべき規範であり，適切に行われる医療の方法を見出し，医療者と患者との間を調整するためのルールといえる．

　医療倫理として大切なことは，医療者たち

がどういうプロセスで何に価値をおいてその結論を出したのかを，社会に対して合理的に説明できるかどうかを，常に意識する必要がある．さらに，その時の判断は多くの人の共感を得られるものでなくてはならない．

　医療における公正，公平，公明を否定する医療者はいないにしても，現代医学はその飛躍的発展ゆえに，さらに複雑な様相を示している．

　人はどんな理由があろうとも，自分以外の人をナイフなどの凶器を用いて傷つければ法律によって罰せられる．しかし，医療においては診療上必要であれば，外科手術のようにメスやハサミで他人の身体に傷をつける行為や，毒性の強い薬物を患者に投与することが許されている．また，治療のために他人の衣服を脱がせて裸にしたり，家族にも知られたくない過去の秘密を聞き出したりすることもある．

　医療を提供する医師，看護職（保健師，助産師，看護師），薬剤師，理学・作業療法士，臨床検査技師など多くの職種が，名称だけでなく，その業務の独占が法律で定められている．他人の身体に針を刺したり，メスで切り

裂いたり，劇薬を投与するなどの医療行為は通常，一般社会では禁止されている行為であるにもかかわらず，国家がある職種の人々に限ってその行為を許すのが，免許制度である．その交換条件として，これらの専門職者は自らの利益ではなく，社会あるいは人（患者）の生命と生活を保障することを第一に考えて，業務を行うことを求められる．

1 医療行為の正当性の保証

　医療行為は健康の回復・保持および増進のために行われるが，逆に心身へ危害を加える可能性があるため，相当な水準を備えた専門職者でなければ許されない．また，先進的医療であっても，科学的エビデンスを備えていることや，世の中の人々に受け入れられ，かつその他の専門職集団や科学者にも承認された方法でなければならない．さらに，医療提供を受けるか否かは患者が決めることであり，患者の同意がなければ違法となる．

　無資格者が医療行為を行うことは，法律違反である．しかし，有資格者においても**表5**に示す3つの要件を満たして初めて，医療行為は正当なものとなる．

2 医療の倫理原則

　1979（昭和54）年，トム・ビーチャムとジェイムズ・チルドレス[11]は「生物医学・医療倫理の諸原則」のなかで，医療における行為や方針の決定にあたって判断に迷う時や，自分の判断と異なる場面に直面した時などに，その問いを検討する枠組みとして，「医療倫理の4原則」を提示し，現在，医療倫理を考える際のツールとしてよく用いられる（**表6**）．

表5　正当な医療行為

❶医学的適応性
❷医療技術の正当性
❸患者の自己決定

表6　医療倫理の4原則（ビーチャムとチルドレス）

❶自律尊重の原則	患者の考え，選択，行動を尊重する
❷善行の原則	患者の幸福や利益になるよう最善を促進する
❸無危害の原則	患者に危害を与えない
❹正義の原則	担当患者を平等に扱う，資源を公平に配分する

a 自律尊重（respect for autonomy）原則

　患者の自律を尊重することは，自分で物事を判断し決定できる能力を備えている患者が，治療やケアの方法を自身で決定できるように必要な情報を提供することや，疑問に対して丁寧に説明するなどの援助を行うこと，および患者の決定を尊重することである．これは，医療者と患者の家族だけでなく，患者にかかわる周囲の人々全員に対して求められる．

　患者が適切な情報を得たうえで自己決定を行い，ある医療処置に対して同意が得られると，インフォームド・コンセントが成立したとみなされる．しかしながら，医療の現場では判断能力（意思能力，同意能力）が喪失したり低下している人を対象とすることがあるため，患者の意思による決定といえども無条件で優先されるものではなく，慎重かつ総合的にその過程を判断する必要がある．

b 善行（beneficence）原則

　医療者は，患者にとって最善と思われるこ

とを行うことが求められる．患者の最善の利益とは，その患者の考える最善の利益を尊重することを意味する．

しかし，医療者が考える最善のことと患者の自己決定は，必ずしも一致するとは限らない．医療者がどのような価値〔例：生存期間の延長なのか，生活の質（quality of life：QOL）なのか〕を重視して最善と考えたのかについては，患者と医療者との間で双方が十分説明し，話し合う必要がある．

c 無危害（no maleficence）原則

この原則は何よりも，患者に危害を与えないことが求められる．患者の生命を奪ったり苦痛を与えることなどは，この原則に反する．社会のすべての人に対して害悪や危害を引き起こさないことは，医療者の責務である．

d 正義（justice）原則

正義とは，道理や道徳にかなっていて正しいということであり，社会的な利益や負担は，公平に各人に与えなければならないという考えである．

倫理的判断の一貫性が重要であることと同様に，同じような状況にある人は同じように公平に扱われるべきであり，時間的・資金的・設備的・人的な資源は正義の名において，公正に分配することが求められる．

*

これら4つの原則は，すべての医療専門職の理念に共通する概念と考えることができる[12]．医療倫理の4原則を用いて問題を検討することで，医療専門職者はお互いに問題点を共通の言語で把握し，何を優先すべきか，医療者間の判断の違いは何によるのかなど，課題を顕在化させて，話し合いのための共通課題を合理的に認識することができる．すなわち，これらの原則は，医療者間で倫理的に考える際の共通のツールとなりうる．

引用文献
1）日本看護協会：看護職の倫理綱領，2021．
　https://www.nurse.or.jp/home/publication/pdf/rinri/code_of_ethics.pdf
2）奈良雅俊：倫理理論．入門・医療倫理I，改訂版（赤林朗編），勁草書房，2017．
3）小坂国継，岡部英男編著：倫理学概説．ミネルヴァ書房，2005．
4）加藤尚武：新・環境倫理学のすすめ．増補新版，丸善，2020．
5）今井道夫，森下直貴編：生命倫理学の基本構図 —シリーズ生命倫理学—．丸善出版，2012．
6）日本生殖医学会：倫理委員会報告「第三者配偶子を用いる生殖医療についての提言」，2009．
　http://www.jsrm.or.jp/guideline-statem/guideline_2009_01.html
7）フィリス・チェスラー著，佐藤雅彦訳：代理母 —ベビーM事件の教訓．平凡社，1993．
8）才村眞理：生殖補助医療で生まれた子どもの出自を知る権利．福村出版，2008．
9）厚生労働省：人生の最終段階における医療・ケアの決定プロセスに関するガイドライン（平成30年改訂），2018．
　https://www.mhlw.go.jp/file/04-Houdouhappyou-10802000-Iseikyoku-Shidouka/0000197701.pdf
10）WORLD MEDICAL ASSOCIATION：ヘルシンキ宣言 人間を対象とする医学研究の倫理的原則（日本医師会訳），2013．
　https://www.med.or.jp/dl-med/wma/helsinki2013j.pdf
11）トム・L. ビーチャム，ジェイムズ・F. チルドレス：生命医学倫理（永安幸正，立木教夫監訳）．成文堂，1997．
12）水野俊誠：医療倫理の四原則．入門・医療倫理I，改訂版（赤林朗編），勁草書房，2017．
　　　　　　　　　　　URLは2022年11月21日検索

ステップ 1
ステップ 2
ステップ 3
ステップ 4

Step 1-1 学習の振り返り	■ 社会で人々が生活するうえで，なぜ倫理が必要とされるのかを説明してみよう．
	■ 専門職としての看護職が自覚しなければならない職業倫理について，説明してみよう．
	■ すべての医療専門職者の理念に共通する概念である医療の倫理原則について，説明してみよう．

看護倫理とは

- 看護倫理の基本的な概念が理解できる.
- 看護の倫理問題を検討するための看護の基準について理解できる.
- 医療における患者の権利が理解できる.

　応用倫理学に分類される看護倫理学, 生命倫理学, 医療倫理学, 環境倫理学は, それぞれが扱う領域は大きく重なり合っている. そのため, それぞれの倫理的課題を分析する際にその基準を相互に共有し, 参考にすることは有益である.

　看護職に関する基本法は「保助看法」[1]であり, 免許は**表1**に示す4種類があり, それぞれの職務内容が規定されている.

　看護職の業務はそのときどきの医療の状況によって, また医療機関によって, あるいは看護職の能力によって, できることや担当することが変わってくる. 最近では医療レベルの高度化と看護教育の高等化を背景に, 専門

看護師 (Certified Nurse Specialist:CNS) などに代表される看護業務の拡大についての議論が進んでおり, 高度な看護実践の業務範囲と裁量が検討されている.

　看護職は, 法律に規定されている業務の範囲で, 看護を実践すると同時に, その業務については法的な責任を負うことになる. 法的責任をもつ以上は, 専門職として医療や療養環境の快適性を保証するための看護提供体制を見直し, 看護職の労働環境を整備するとともに, 看護基礎教育だけでなく, 生涯にわたって看護実践力を高め, 維持する努力をすることが専門職者としての責務となる.

　看護が専門職であるかないかは, 社会が看護専門職に対してもつ信頼に基づいており, 社会の信任を得なければ看護という専門職は成立しない. そのため, これらの責任と倫理的役割を, 専門職として強く自覚する必要がある.

表1　看護職の免許の種類と業務

保健師	保健指導に従事
助産師	助産または妊婦・褥婦もしくは新生児の保健指導に従事
看護師	傷病者もしくは褥婦に対する療養上の世話または診療の補助に従事
准看護師	医師・歯科医師・看護師の指示を受けて傷病者もしくは褥婦に対する療養上の世話または診療の補助に従事

看護倫理の基本概念

　看護倫理は生命倫理と医療倫理に則り, さ

らに職業倫理を付加したものであり，看護職がよりよい看護行動を自ら見出し，正しく進むための指標であるといえる．

多くの国々の看護専門職団体が，看護実践の倫理規定を定めるようになったのは，20世紀半ばになってからである．看護の倫理綱領の原点は，ナイチンゲールの誓詞である．その理念は今日，国際看護師協会（International Council of Nurses：ICN）[2]や公益社団法人日本看護協会（以下，日本看護協会）[3]の倫理綱領となり，看護職の内的基準となっている．

提供される看護実践の質を一定のレベル以上に保つ努力は，個々の看護職のすべてに必要であり，同時に看護専門職集団としても必要である．各国の看護師協会はそのための基準を倫理綱領に明記し，努力を重ねている．

倫理綱領は，看護職が看護を実践するにあたって，何が自分たちの基本的責任であるか，その責任を果たすためにどのように行動すればよいのかを，社会と看護職自身に指し示す行動指針である．看護職は，これを自らの看護実践を振り返る際の基盤とすることができる．さらに，看護の実践について看護職が専門職として引き受ける責任の範囲を，社会に対して示すことでもある．

看護の倫理問題を検討するための看護の基準

看護実践にとっての重要な倫理原則は，ICNの看護倫理綱領に関する解説書を執筆したサラ・フライら[4]によって，善行と無危害（beneficence & no maleficence），正義（justice），自律（autonomy），誠実（veracity），忠誠（fidelity）であるとされている．

善行と無危害，正義，自律はビーチャムとチルドレス[5]が唱えた医療倫理（p.14**表6**参照）と共通する．看護倫理では，この医療倫理に誠実と忠誠が加わり，患者に対する自らの責任と，自らの能力の限界を認識し，常に学修に努めること，患者と信頼関係を保つために，約束を守り，秘密を厳守することなどが強調されている．もっとも，これら誠実と忠誠は，医療倫理でいう「自律尊重」に含めて考えることもできる．詳しくは，ステップ2の「看護者の倫理綱領」で解説する．彼女らは，こうした倫理原則を，行うべき行為であるかどうかの問題分析の枠組みとして使用した．

しかし，看護の倫理的課題については，できるだけ多方面の観点から問題を捉える必要がある．善行と無危害，正義，自律，誠実，忠誠の枠組みに当てはめて考える以外にも，以下に示す異なる価値体系や理論的判断基準を利用することができる．

1 基本的人権の擁護の見地

基本的人権とは，人間が人間らしい生活をするうえで，人間として当然もっている基本的な自由と権利を意味している．自由と権利は努力によって保持し，濫用してはならない．

第2次世界大戦中の人権侵害に対する反省から，戦後，基本的人権に対する認識が高まり，1945（昭和20）年に調印・発効した国際連合憲章は，「人間の尊厳（個人の尊厳）」をその基本原理に定めた．人間あるいは個人の尊厳または尊重は，個人が人間として有する人格を相互に尊重することであり，基本的人権と同義である．

さらに，1948（昭和23）年に第3回国際連合総会で採択された人権に関する世界宣言

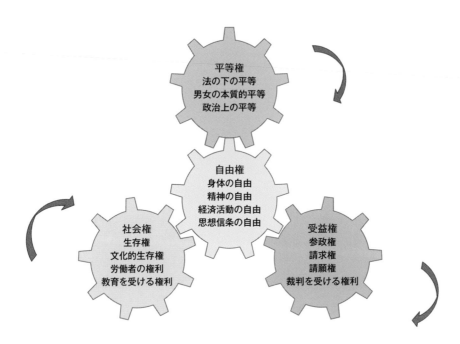

図1　日本国憲法が保障する4つの人権
日本国憲法は国際連合憲章が定めた人間の尊厳の尊重を規律の基本として，その権利を保障している．

（世界人権宣言，Universal Declaration of Human Rights）も，「すべての人間は，生れながらにして自由であり，かつ，尊厳と権利とについて平等である」「国際連合の諸国民は基本的人権，人間の尊厳および価値ならびに男女の同権についての信念を再確認し，社会的進歩と生活水準の向上とを促進する」「すべての人は人種，性，言語，宗教，意見，出身，財産，地位，等のいかなる事由による差別を受けることなく，この宣言に掲げるすべての権利と自由とを享有することができる」と宣言した．

　世界人権宣言は，この宣言の後に国際連合で結ばれたほとんどの人権条約や，世界の人権に関する規律の基本とされている．

　わが国においては，1947（昭和22）年に施行された日本国憲法が基本的人権の尊重をその柱の1つとしている．日本国憲法は，法の下の平等，男女の本質的平等，政治上の平等などの「平等権」，身体・精神の自由，思想・信仰・言論・集会・結社の自由，居住・職業選択・学問の自由，経済活動の自由などの「自由権」，生存権，教育を受ける権利，働く権利，労働者の団結権などの「社会権」，参政権，裁判を受ける権利，供述の強要禁止，拷問・刑罰禁止，国・公共団体に対する賠償請求権などの「受益権」を基本的人権として保障している（**図1**）．

　さらに，時代や人々の意識・社会の進展によって，近年では憲法には直接に定められていないものの，環境権や知る権利などといった「新しい人権」が生まれてきている．「環境権」は，国民が満足できる自然や文化的な生活を送ることができる権利のことで，日照権や地域の景観を守る権利，たばこの嫌煙権などがある．また，「知る権利」は，国民が政

府や企業に対して生命や安全などに関する情報の公開を求める権利，国の個人情報保護や地方自治体のプライバシー保護の権利などがそれにあたる．

これらの基本的人権の擁護は，看護の倫理課題となるだけではなく，人が生活するうえでの大前提であることから，擁護すべき立場からの検討が必要である．

2 原則主義の見地

原則主義とは，原則を中心に据えた道徳理論をいう．原則とは，広範囲なものに適用される規則または規範である．

ビーチャムとチルドレスによる『生命医学倫理（The Principles of Biomedical Ethics：PBE モデル）』[5] は，わが国においても第3版が翻訳されて以来，生命倫理学における古典的教科書と位置づけられている．このなかで彼らは，「倫理学とは，道徳的生き方を理解し実施するための包括的概念で，その内容は人権もしくは善なる行為の規範を示し，人々が何を信じ，いかに行動するかを記述することである．さらに倫理の概念と方法論を解析することも含む」と述べ，生命倫理をめぐる規範として，「個人の自律尊重（respect for autonomy）」「善行（beneficence）」「無危害（no maleficence）」「正義（justice）」の4原則を示している（p.14 表6 参照）．

この原則を重視して，個々の倫理的問題やジレンマにアプローチする立場が，「原則主義」である．原則主義は，医療倫理の原則にも一致しており，看護においてはICNの倫理綱領[2]の基準にもかなっていることから，これらを用いて看護における倫理的意思決定の判断基準とすることができる．

看護倫理の問題を検討するにあたっても，

まずこの4原則にかなうかどうかを判断する必要がある．

3 ナラティヴの見地

原則主義に対抗する判断基準として，ナラティヴ倫理学が提起されるようになった．原則主義倫理学は，主として敵対的な臨床関係を扱うものであり，ケア的な関係を検討することには向いていない．

ナラティヴ倫理学が重視するのは，原則主義のように型にはめて考えることではなく，むしろ特定の状況がもつ意味の多様性をどのように受け入れていくかということである（図2）．

すなわち，「人は自分を取り巻く世界や現実をありのままに捉えて理解する」という考え方を否定して，「人は自分のもつ認識の枠組みや知識を使って世界を理解し，自分なりの意味を生成する．また，その認知はその人の存在する文化の枠組み，言語，歴史，象徴や比喩などに影響される．さらに，個人も言語を使用して社会に働きかける（表現する）ことで，社会に影響を与えていく関係にある」とする考え方である[6]．

人は誰しも，他者とまったく同じ経験を体感することはできないからこそ，他人に自分の人生を共有してもらいたい，肯定してもらいたいという気持ちをもって，自分の思いや考えを自分のなかで振り返り，再構成し，努力して，他人に語るのである．

一方，それを聞く人はわかってあげたい，理解したいという思いがあるからこそ，聞く力が生まれる．

こうして双方からベクトルがはたらき，これが「誰かとともに在る」という意識を顕在化させ，他者理解につながると考えられる[6]．

ステップ 1
ステップ 2
ステップ 3
ステップ 4

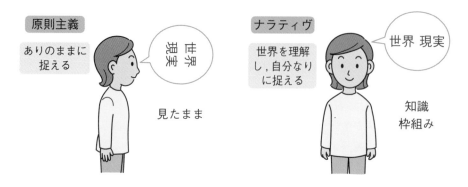

図2　原則主義とナラティヴの見地から捉える「世界観」の違い

ナラティヴ・アプローチは，人々の固有の物語（＝ナラティヴ）を重視する道徳論であり，道徳的問題の個別性と独自性に注目し，重視することによって，問題を解決しようと試みるのである．これは，倫理的意思決定を行う際に重要となる「医療の倫理原則」（p.14参照）を補う役割を果たす．

4　ケアの見地

ケアという営みは，人間の生活の歴史とともに存在し，看護のなかで育まれてきた．ケアは，ケアされる側とケアする側の人間関係のなかで，その関係についての問題を捉え，関係のなかで示される同情，共感，親切，世話などが評価される．

ケアは，心身の世話を仲立ちとして，対象者との相互作用が促進されたり，患者が安楽になったりすることから，看護職にとっては看護の本質ともいうべき意味をもつ．ケアの倫理においてまず優先されることは，他者の見解ではなく，当事者たちの見解であり，その関係こそが重視される．

5　ケアリングの見地

ミルトン・メイヤロフ[7]はケアされる他者の成長を可能とする行動であると述べている．しかし，それだけにとどまらず，他者をケアすることにより，ケアする人もまた自身に欠けているものに気づかされることから，自分も成長するのである．この関係性が成立することで，ケアリングが達成される．

したがって，ケアリングとは，他者志向的な行動であると同時に，自己志向的な行動でもあるといえる．このことから，メイヤロフのいうケアの本質は，ケアする者とされる者の関係であるといえる．

ケアリングの倫理では，看護職個人ではなく，看護職と患者との関係を扱う．

ジーン・ワトソン[8]は，"ケアは看護の具体的行為であり，ケアリングは態度（心の姿勢）である"と述べている．

すなわち，「ケア」という言葉が従来，身体的な世話や具体的行為を表す用語であったのに対し，「ケアリング」は，①看護職の援助行動に示される対象者との関係性・かかわり合い，②対象者の尊厳を守り大切にしようとする看護職の理想・理念・倫理的態度，③

気づかいや配慮，として使用されることが多く，それが対象者にとって何らかの意味（安寧，癒し，内省の促し，成長発達，危険の回避，健康状態の改善など）をもつとされる．

すなわち，ケアリングは，対象のニーズに応えるだけでなく，ある行為が対象のためになるかどうか（対象のQOLを高め，成長につながるか）を判断するという，看護の特性を表す概念といえる．

6　アドボカシーの見地

アドボカシーは，「擁護」や「支持」などの意味をもつ言葉で，わが国では「権利擁護・代弁」と訳される．

すなわち，社会環境での性差撤廃，地球環境問題など広範な分野での政治運動，自らが自己の権利を十分に行使できないような社会的弱者（子ども，障害者，老人，患者など）の権利を代弁したり権利擁護すること，およびこれらの運動や政策提言を行うことなどを指す．

臨床分野では，看護職は患者をアドボケーター（権利擁護者，代弁者）として，「患者のために声をあげる・代弁する」「患者に力を与える」「患者を保護する」「患者と協調して取り組む」などと解釈されている．

アドボカシーは個人，集団，地域社会などが，個人の生き方に合った計画やシステムによって，自分らしく生きていく力を高めるための支援であり，看護職の道徳的概念であると考えられている．

ニール・ベイトマン[9]は，具体的にアドボケートする時の原則を以下の6項目にまとめている．

①常にクライエント（相談者）の最善の利益に向けて行動する．

②クライエントの自己決定を徹底的に尊重する．

③クライエントに対して逐一正確な情報を提供する．

④努力と有能さでクライエントの指示を実行する．

⑤クライエントに対して，率直で主体的な助言を行う．

⑥クライエントの秘密を厳守する．

本人の自己決定を尊重し，さまざまな問題を「人権問題」として捉え，人権擁護とともにサポートする意味が含まれている．

代理人としての看護職はまず，患者・家族の基本的人権を考え，次いで患者・家族の人間としての尊厳・価値・プライバシー・選択を守るために最もよいとの考えに添って行動する．

しかし，アドボケートすることは，看護職個人の義務感・道徳観念・特性に頼るだけでは限界があることから，看護チームのなかで共通の看護目標を目指して協力・協調して，実践する必要がある．これらは看護職が専門職として実践するうえで，必須なものとされている．

7　フェミニズムの見地

フェミニズムの思想は多様であるが，基本的には男女同権を実現し，性差別のない社会を目指して，女性の社会的・政治的・経済的地位の向上と，抑圧されていた女性の権利を拡張しようとする思想・運動のことを指す．

フェミニズムは，人権思想と並行して啓蒙思想・近代自由主義に影響され，すでに200年以上の歴史をもつ．19～20世紀初頭の欧米諸国を中心とする女性参政権運動の盛り上がりを第一波，1960年代以後のウーマン・リブに代表される動きを第二波，と呼んで区別

ステップ 1
ステップ 2
ステップ 3
ステップ 4

する.

　社会制度・文化・歴史によってつくられ, 育てられてきた男女の役割・意識・行動・価値基準がもつ意味と, 男女の視点の違いから, 個人的・社会的な力の差異をみつめ, 分析する. 社会における性の差別・偏見・暴力について正しく認識する際に, 忘れてはならない視点である.

8　ノーマライゼーションの見地

　デンマークの社会省で知的障害者の施設を担当したバンク - ミケルセン[10]は, 知的障害者を収容する多くの大型施設では, 障害者たちが自由に外出できず, 食べるのも寝るのも常に一緒の集団単位の生活を送っていることに疑問をもち, 知的障害者の親の会とともに, 「ノーマライゼーション」という言葉を盛り込んだ, 知的障害者の生活改善のための「1959 年法」を制定させた.

　その理念は, 「障害者と健常者とは互いに平等に人権が保障され, 社会生活を共にする（共生社会）のが正常なことであり, 本来の望ましい姿である」とする考え方である. 当初は障害分野に用いられる理念であったが, その後は社会福祉全体のあるべき姿を象徴する理念となった.

　この流れは, 1960 年代にはスウェーデンなど北欧諸国にも広がり, ベンクト・ニィリエ[11]は, ノーマライゼーションの理念を整理・成文化し, 原理として定義づけた.

　ニィリエはノーマライゼーションの 8 つの原理（①1 日のノーマルなリズム, ②1 週間のノーマルなリズム, ③1 年間のノーマルなリズム, ④ライフサイクルでのノーマルな経験, ⑤ノーマルな要求の尊重, ⑥異性とのノーマルな生活, ⑦ノーマルな経済的・生活水準,

⑧ノーマルな住居・環境水準）を実現しなければならないとした.

　わが国でノーマライゼーションが広く知られ始めたのは, 1981 年に国連で「国際障害者年」が定められた後である. 米国ではノーマライゼーションは, 「黒人と白人の対等の権利」を語る場面でも用いられる. また, 自立生活運動, QOL の概念, 当事者主体の理念, 在宅サービスなども, ノーマライゼーションの思想が根底にある. わが国では当初, ノーマライゼーションを正常化, 常態化, 通常化などと訳したが, 現在はそのままの用語が用いられる.

　障害者だけでなく, 患者, 虚弱者, 老人, 少数者の福祉政策・労働政策などの生活や権利を考える時, 忘れてはならない視点である.

9　エンパワーメントの見地

　エンパワーメントは, 個人的, 社会的, 政治的, 経済的に抑圧された状態に置かれた個人や集団が, 自らの権利意識に基づいて, 自己主張・自己決定・自己実現を行うことで, それまでに無視されてきた, 自己の権利を回復することを目的とした援助過程である.

　エンパワーメントの考え方は, 20 世紀の公民権運動や先住民運動, 1980 年代の女性の権利獲得運動, フェミニズム, ゲイ・レズビアンの解放運動, 障害者の権利運動など, マイノリティの権利獲得へ向けて「社会的地位の向上」という意味で広まった. そもそもは, 中世カトリック教会の法皇が, 王族や諸侯に公的な権威・法律的な権限を与えることを意味していた. 現在は, 学際的用語として定着している. かつては権威づけを意味したエンパワーメントという言葉に, 「当事者自身の意識化」「能力の獲得」「生活の変革」と

いう概念が加わり，市民運動や女性運動，先住民運動や国際開発など，さまざまな分野に広がっていった．

この言葉は，保健・医療，ソーシャルワーク，教育，社会運動，市民活動では，「権限委譲」や「能力開花」と訳され，人々に夢・希望・勇気を与え，その人の潜在能力を能動的に湧き出させ，自分自身の生活や環境をよりコントロールできるようにすることを意味するようになった[12]．

わが国においては，1990年代後半頃から介護の分野を中心に，介護者が要介護者の人間性や権利を尊重しながらその人の潜在能力を発揮できるように取り組む，といった意味で使われている．

保健・医療・福祉においては，最終的には患者や障害者などの自立がゴールとなる．そのため，患者が日常生活において自分の人生の自己選択・自己決定を行う力をつけ，コントロールしていけるように，看護職には患者に対して傾聴や共感，信頼関係を構築する姿勢が求められる．

多職種による倫理課題の検討

1　臨床倫理

臨床倫理は，実際の臨床現場の問題を解決することを目的として，医療者が協働して扱う実践的な応用倫理学である．したがって，臨床倫理の大部分は医療倫理学に取り込まれており，看護倫理とも重なる部分が大きい．

臨床の場面では，同じ知識や技術を備えている医療者であっても，それぞれの専門職のもつ価値観の違い，個人差，判断のタイミング，目的と状況によって，一人の患者に対しても判断が異なってくることは十分ありうる．臨床現場では，治療法の選択，病状・病態，人間関係などが刻々と変化し，短時間の間に倫理的判断を求められることも多い．ゆえに，医療専門職は，自分の倫理的態度について，判断が難しい場合にも一貫した根拠のある選択ができるように備える必要がある．

臨床現場においては，患者にとって何が利益で何が害悪かは，複雑かつ多様化しており，それに伴って判断も複雑さを増している．医療者の共通目標は，患者が疾患・障害から回復することであり，患者の意向を尊重したQOLの向上である．しかし，それぞれの専門職によって問題の捉え方，判断の内容と根拠は同じとはいえない．

患者との関係のなかで捉えている問題として，医師は治療の公平性，医療資源の配分の適否，治療法の選択，法的・医学的な問題などを中心に考えるであろうし，看護職は患者と家族の希望，症状管理，退院後の療養生活の問題などを，患者の側からみて重視するであろう．その背景には，医師と看護職の，患者に対する道徳的な姿勢の相違があるためと考えられる．看護職は，意思決定した患者やその状況を認めて，寄り添い支援するという，看護としての基本的役割を担う必要がある．

また，治療内容や病状の認識が，医療者と患者・家族間で異なる場合には，共通の目標が同じ方向性を見出せないため，各専門職はおのおのの職業集団としての価値に応じた判断と行動が求められる．医療者としての行動は，患者の何に着目し，何を重視するかによって決まるため，立場による何らかの価値の対立が生じる場合もある．医師，看護職，その他の医療職の行動は，最終的にはその行動を導く専門職者の基準，すなわち倫理綱領に基

表2　医療・看護・臨床の倫理原則の比較

生命医学倫理および医療倫理	看護職の倫理	臨床倫理
ビーチャム&チルドレス:4原則［行為］	フライ&ジョンストン:4+2原則［行為］	清水:3原則［姿勢と行為］
自律尊重	自律	人間尊重
善行	善行	与益［善行+無危害］
無危害	無危害	
正義	正義	社会的適切さ［≒正義］
	誠実［≒人間尊重］	
	忠誠［≒人間尊重］	

づいて判断されることになる.

　その際の，多職種間，あるいは患者―医療者間の調整に用いられるのが，ビーチャムとチルドレスの自律尊重，善行，無危害，正義の医療倫理の4原則[5]，あるいは，フライとジョンストンの看護実践にとっての善行と無危害，正義，自律，誠実，忠誠の看護倫理の6原則[4]，清水の提唱する臨床倫理の3原則[13]（相手を人間として尊重する，相手に益となるよう努める，社会的視点でも適切であること）などである（**表2**）.

　臨床倫理の3原則は，善行と無危害が合わさり与益1項目となっただけで，医療倫理の4原則とほぼ対応している．また，看護職の倫理の原則は医療倫理の4原則に，誠実と忠誠が加わっているものの，これらの2原則は人間尊重であることから，ほとんど対応しているということができる.

2　**問題解決アプローチの流れ**

　問題解決のためには，決まった方法というものはなく，解決できればどのような方法でも構わない．通常，解決のプロセスは「問題の設定」と「問題の解決」という2段階に分かれる．さらに，前者は，情報を整理し，何が問題であるかを把握することと，問題となる原因を推定し，仮説を立てる，または問題解決の障害を明らかにすることの2ステップからなる．後者は，仮説に基づくとどのようなことが生じるかを推論する，あるいは考えられる解決法や対策をできる限り挙げることと，問題解決のために行動し，導かれた結果について評価・検討することの2ステップからなる（**図3**）.

　問題解決は，多くの場合計画どおり進むことは少ない．一つの問題が解決すると，新たな問題が発生することもある．そのために，再度原点に戻って，同じプロセスをたどることもある．また，難解・複雑な問題では，いくつかに分解して個々に解決のための方策を練ることも重要である.

3　**チーム医療における倫理的な判断**

　看護の現場では，同じ職種の者同士でも，さまざまな価値や考え方の違いが生じることがある．ましてや，チーム医療における異職種間では考え方や価値基準の違いは少なくない.

　医療現場で誰も経験したことのない新しい状況や異なった条件で起きた模範回答のない

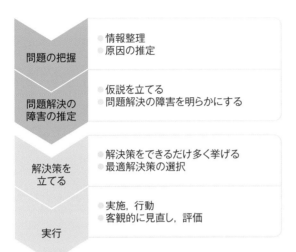

図3　問題解決のための思考プロセス

難問を倫理的視点から，医療チーム全体で議論する必要がある．

　看護の倫理的問題について議論を行う場合には，直観的な思考に頼るだけでなく，合理的に考えることが大切である．合理的な倫理判断には少なくとも，①事実と価値の区別，②判断の一貫性，③公平な視点，の3つの要素が必要であるとされている[14]．

　事実と価値の区別とは，医学的な事実を正確に把握することと，その価値判断を厳密に分類するということである．判断の一貫性とは，類似した事例は同じように扱うということである．公平な視点とは，自分自身の価値基準を持ち込まず，すべての人の利益が平等になるように配慮するということである．

a　看護における倫理的葛藤への対応

　看護における倫理的葛藤（ethical conflicts）とは，看護ケアを行う際にそれぞれ違った考えや欲求，矛盾，対立などがあって，その選択に苦悩する状態をいい，倫理的ジレンマ（ethical dilemma）とも同義である．

すなわち，ある問題に対する2つ以上の選択肢のどれを選んでも何らかの不利益または不適切が生じ，態度を決めかねる状態であり，「板ばさみ」「窮地」といいかえることができる．

　こうした倫理的葛藤場面においても，「医療の倫理原則」は道徳的意思決定やその行為の判断基準となりうる．しかし，価値基準は時代や文化的背景によって変化するため，唯一無二，普遍の原理ではないこともまた事実である．

　臨床場面での看護職が抱きやすい葛藤状況として，「患者や家族員の意思決定内容を，看護職として肯定的に受け止めることができない」「医療者が治療を決定する傾向がある」「医師に意見を言うことができない」「看護職自身の専門的能力が未熟で，十分な看護が行えない」「患者の社会通念に反した行動や，反社会的あるいは自己中心的な態度・行動」などが挙げられる[15〜17]．

　フライ[4]は，倫理的課題に関する葛藤の解決方法として，以下のプロセスを踏むことを提示している．

①相反する，または問題となるおのおのの価値を明らかにする．

②状況のうちで，価値の何が重要かを明らかにする．

③対立の意味を明らかにする．

④何をすべきかを明らかにする．

　一方，臨床場面で多くの倫理的葛藤を経験した看護職たちからは，「他職種を含めたケースカンファレンスを定期的に実施し，問題を共有していくこと」「くり返し，話し合いの場を設けること」「個々の役割機能や看護職の家族員に対するかかわり方を再確認するための振り返りの場をもつこと」「倫理に関する研修を受講し，クリティカル思考スキルを身につけること」「事態を客観視するトレーニングを積むこと」「上司や同僚によるサポート」「倫理的判断に基づいた基準づくり」などを推進することによって，相反する状況に対応することが重要である，との研究報告が挙げられている[15~17]．

b　メディカルスタッフ間の関係

　メディカルスタッフ間のコミュニケーションの目的には，情報の共有や相互理解による行動変容などとともに，良好な協力関係やラポール（rapport；共感を伴う信頼関係）の構築がある．

　医療現場は，1人の患者に対して，専門も立場も異なる多種多様な職種が互いに連携をとりながら働く場所であるが，各職種のかかわり方は個別的であるため，相互のコミュニケーションが一層重要となる．特にチーム医療においては，チームメンバーのコミュニケーションは，一種の異文化間コミュニケーションである．

　従来，医療現場は医師がリーダーとなり，他の専門職は医師からの医療モデルを基盤と

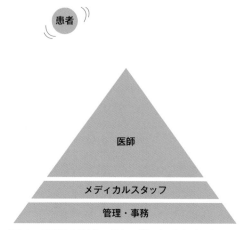

図4　医師を頂点（リーダー）としたチームの構成

した指示（医学寄りの信念）を受けて活動を行うピラミッドスタイル（医師主導型）が主流だった（**図4**）．

　しかし，医療職の高度専門化が進んだことや患者の権利が見直されたことで，患者を中心として多職種が平面上で連携したスタイル（問題解決型）へと変更されるようになった（**図5**）．一方的コミュニケーション（one way communication）は，メンバーが自由に疑問や問題点を指摘し合えない状況があるのに対して，双方向的なコミュニケーション（two way communication）は対等で，互いに相手の発言を傾聴し，相手の気持ちに共感する姿勢があるといわれている[18]．

　患者との接触の程度が多い看護職は，患者や他のメディカルスタッフから得る情報の量が突出していることから，チーム内ではコーディネーター（調整者）としての役割が発揮できる．

　医療者同士のコミュニケーションでは，互いにその専門性を理解し，尊重し合うことによって，職種を超えた連帯感が生まれる．適切なコミュニケーションが成立している場合

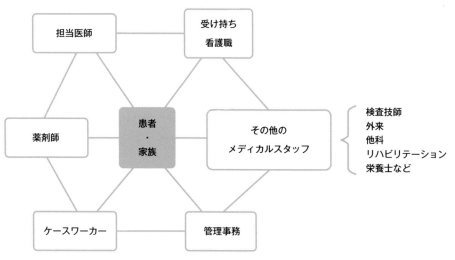

〈特徴〉
● 患者は医療の受給者ではなく一員としてチェック機構を担う.
● 互いにフィードバックを行う.
● 患者を中心に関連のある職種がチームを構成する.
● チーム内に上下関係はなく, リーダーもいない. しかし, 調整者（たいていは看護職）が
　チームをまとめている.

図5　チーム医療

ステップ 1
ステップ 2
ステップ 3
ステップ 4

は, 各職種が個別に得た患者の情報を余さず共有できるといった利点がある. しかし, 各職種間の信頼関係が成立していない場合は, 倫理的問題を生み, さらに深刻な事態につながりうる.

医療者と患者・家族の関係

1　医療者—患者の関係

チャールズら[19]は, 患者と医療者の関係を, 以下に示す4つのモデルに分類している（図6）.

a　パターナリズムモデル

医療者がベストと考える情報を患者に提供し, 医療者が情報を握っていて, 患者は情報を与えられる役割と医療者の決定に同意することだけに限られる. 患者の意思や選択権はまったく考慮されない.

このモデルでは, 医療を施す側とそれを受ける立場の患者という力の上下関係に加えて, 患者は自分の言動が医療者を不快にさせ, 何か反論でもしようものならそれっきり診察してもらえないのではないかという不安や心配をもつことになる.

b　意思決定の共有モデル

治療に関する決定の過程と結果が, 患者と医療者との間で共有される.

患者が最善と考える治療法を自ら選択できるように, 医療者は情報のすべてを提供する.

c　代理人としての専門職モデル

専門知識と技術は専門職が専有するが, 患

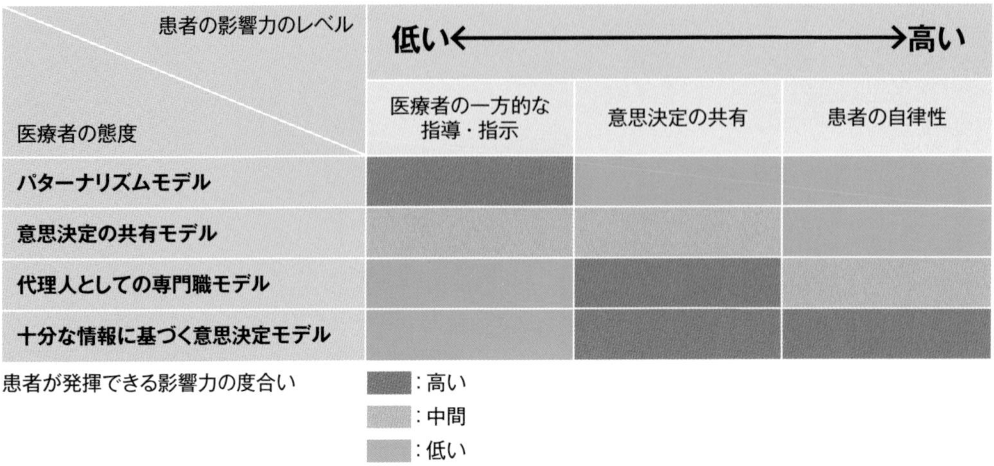

医療者の態度 ＼ 患者の影響力のレベル	医療者の一方的な指導・指示	意思決定の共有	患者の自律性
パターナリズムモデル			
意思決定の共有モデル			
代理人としての専門職モデル			
十分な情報に基づく意思決定モデル			

低い←―――――――――→高い

患者が発揮できる影響力の度合い　■：高い　■：中間　■：低い

図6　患者と医療者のモデル

者の希望も意思決定に取り入れられる.

　医療者は単にすべての情報を提供するだけでなく,患者の価値観や希望を聞き,それに合った治療法を詳しく説明して,患者が自分で治療法を選択できるように,カウンセラー的な役割を果たす.

d　十分な情報に基づく意思決定モデル

　専門知識と技術を患者と共有することで,患者に最終決定を委ねる.すなわち,医療者は患者の感情や価値観を聞いたうえで,治療法について説明し,双方向のコミュニケーションをとりつつ,患者が自ら選択できるように,徹底して話し合う.

＊

　患者と医療者が話し合いをもった後は,話の内容を要約・明確化し,相互確認を行い,共通の認識をもち,問題点を整理することが重要である.治療を受ける患者と医療者の間は,ただでさえ非専門家と専門家,受ける側と与える側という有形無形の強弱関係が生じている.その結果,医療者から患者への「指示」や「説明」が,一方向的コミュニケーショ

表3　患者と医療者との良好な　　コミュニケーション関係

❶患者の情報や状況の把握が正確にできる.
❷患者の希望や価値観が把握できる.
❸医療者側,患者側の理解を相互に確認できる.
❹認識のずれがあった場合も,そのずれに気づき,修正することができる.
❺結果として,本当に必要な情報を的確に提供できる.

ンの形式となりやすいことに十分注意する必要がある.

　治療を受ける者と治療を行う者との双方向的コミュニケーション関係を樹立するためには,相手の立場に立ち,患者の気持ちや不安を共に感じ理解するなど,「患者の目線で患者と共にある」ことが大切である.さらに,看護職はこれらの情報提供の過程に参加し,患者をアドボケートすることによって,この関係を支えることができる.患者と医療者とのコミュニケーションが双方向的であれば,**表3**の内容は容易に保証されるであろう.

　医療者が患者の表情や態度に気を配り,患者の意思を優先することは重要であるが,これは医療者が患者の考えに全面的に従うという意味ではない.日本人は本音と建て前を使い分け,感情(特に怒りなどのマイナス感情)

表4　患者−家族の位置づけと医療者とのコミュニケーション

患者−家族の位置づけ	医療者とのコミュニケーション
①患者とまったく同じ考えや価値観をもつ.	医療者と患者家族とのコミュニケーションはとりやすい.
②医療者側と家族の意見は一致しているが, 患者とは意見が異なる.	医療者と家族のコミュニケーションはとりやすい. 一方で, 患者自身が孤立する可能性がある.
③医療者とも患者とも異なる考えや価値観をもつ.	治療方針の決定が難しく, 患者, 家族, 医療者の人間関係にも問題が生じやすい.

を現すことは恥ずべきことと考える人が多いことから, 医療者からの説明に笑顔で「はい」とうなずいたとしても, 本心から納得しているかどうかは読み取れない場合も多い. 看護職は患者の発言内容だけでなく, 非言語的表現にも注意して, 両者のずれや葛藤が最少となるように調整する必要がある.

2　医療者―患者―家族の関係

　患者の家族は「第二の患者」といわれるように, 家族も患者と同様に常に強い心理的ストレスにさらされている. その一方で, 家族の意向は治療に対しても強い影響力をもっている. なぜなら, 家族は患者のケアの主要な担い手であり, 経済的にも生活上でも影響を受けるからである. さらに通常は, 患者の人生観や価値観をよく知っており, 患者の意思の代行者となることが多いことから, 当事者といっても過言ではない. したがって, 医療者は, 日頃から患者の家族との連携を意識した対応を心がけるべきで, これは患者中心の医療を実現するためにも大切なことである.

　患者やその家族も協力して, 患者の治療やケアに関する問題を解決していこうとするチーム医療においては, 患者家族の位置づけは **表4** に示した3種類のパターンが考えられ, 医療者と患者−家族とのコミュニケー

ションにも大きく影響する.

看護からみた医療における患者の権利

　わが国の医療制度では, 国民は公平かつ平等に医療を受ける権利を法的に保障されている. ここで述べる患者の権利とは, 患者個人が医療を受ける権利, または医学系研究に参加するにあたって有する権利についてである.

　世界的には, 「患者の権利に関する世界医師会（WMA）リスボン宣言（2005年)」(p.63 コラム参照)[20] によって, 医療者が守るべき患者の権利が定められた. それによれば, 「医師および医療者または医療組織は, 患者の権利を認識し, 擁護していくうえで共同の責任を担っており, すべての医療者はこの権利を保障ないし回復させる適切な手段を講じなければならない」とされる.

　患者の権利は国際的な共通基準として確立されている一方で, 患者自身にとっては, 最善の医療を自ら選択し, 遂行するにあたっての自己責任が課せられる. そのためにも, 医療者と患者間の情報が相反しないように, 治療に関する齟齬のない情報の共有とコミュニケーションが重要となる.

引用文献

1) 衛生法規研究会編：実務衛生行政六法. 平成29年版, 新日本法規出版, 2016.
2) 国際看護師協会：ICN看護師の倫理綱領. 2021年版, 日本看護協会, 2022.
https://www.nurse.or.jp/home/publication/pdf/rinri/icncodejapanese.pdf
3) 日本看護協会：看護職の倫理綱領, 2021.
https://www.nurse.or.jp/home/publication/pdf/rinri/code_of_ethics.pdf
4) サラ・T. フライ, メガン-ジェーン・ジョンストン：看護実践の倫理―倫理的意思決定のためのガイド. 第3版(片田範子, 山本あい子訳), 日本看護協会出版会, 2010.
5) トム・L. ビーチャム, ジェームス・F. チルドレス：生命医学倫理(永安幸正・立木教夫監訳). 成文堂, 1997.
6) 野口裕二：ナラティブの臨床社会学. 勁草書房, 2005.
7) ミルトン・メイヤロフ：ケアの本質―生きることの意味. 田村真也・向野宣之訳, ゆみる出版, 2006.
8) ジーン・ワトソン：ワトソン看護論―人間科学とヒューマンケア. 稲岡文昭・稲岡光子訳, 医学書院, 1992.
9) ニール・ベイトマン：アドボカシーの理論と実際―社会福祉における代弁と擁護. 西尾祐吾監訳, 八千代出版, 1998.
10) 花村春樹訳著：「ノーマリゼーションの父」N・E・バンク-ミケルセン―その生涯と思想. ミネルヴァ書房, 1998.
11) Bengt Nirje：The Normalization Principle and Its Human Management Implications. The International Social Role Valorization Journal 1 (2)：19～23, 1994.

12) 青山温子, 喜多悦子, 原ひろ子：開発と健康-ジェンダーの視点から. 有斐閣, 2001.
13) 清水哲郎, 会田薫子, 田代志門編：臨床倫理の考え方と実践―医療・ケアチームのための事例検討法. 東京大学出版会, 2022.
14) 水本清久, 岡本牧人, 石井邦雄, 土本寛二編著：実践 チーム医療論―実際と教育プログラム. 医歯薬出版, 2011.
15) 松浦利江子：患者に対して陰性感情をもつ体験に付随する倫理的葛藤. 日本看護管理学会誌 14 (1)：77～84, 2010.
16) 上澤弘美, 中村美鈴：初療で代理意思決定を担う家族員への関わりに対して看護師が抱える困難と理由. 日本クリティカルケア看護学会誌 9 (1)：6～18, 2013.
17) 石原明美, 池田ゆか, 澤田由美, 寺田整司：精神科病院に勤務する看護師, 介護福祉士が介入場面で感じる倫理的葛藤に関する研究―職種間・経験の差からの考察. インターナショナル Nursing Care Research 11 (1)：81～87, 2012.
18) サラ・コリンズ, ニッキー・ブリテン, ヨハンナ・ルースヴオリ, アンドルー・トンプソン：患者参加の質的研究―会話分析からみた医療現場のコミュニケーション. 北村隆憲, 深谷安子監訳, 医学書院, 2011.
19) Charles C, Gafni A, Whelan T：Shared decision-making in the medical encounter: what does it mean? (or it takes at least two to tango). Social Science and Medicine 44 (5)：681～692, 1997.
20) 世界医師会：WMA医の倫理マニュアル(2015年改訂). 樋口範雄監訳, 日本医師会, 2015.
https://www.med.or.jp/dl-med/wma/mem/wma_mem_all.pdf

URLは2022年11月21日検索

Step 1-2 学習の振り返り	■ 基本的人権とはなにか, 説明してみよう. ■ 世界人権宣言の内容について, 説明してみよう. ■ ノーマライゼーションとはどのような考え方か, 説明してみよう. ■ 「倫理的葛藤」とはどのような状態を示しているのか, 看護ケアにおいてはどのような状況で起こりうるのかについて, 説明してみよう. ■ 医療者が守るべき「患者の権利」について, 説明してみよう.

患者の権利と擁護

Step 1-3
学習目標

- 患者の自己決定権について説明できる.
- インフォームド・コンセントについて説明できる.
- 患者の権利を守るために, 医療者に求められていることについて説明できる.

自己決定の尊重

　自己決定（オートノミー autonomy）とは, 患者本人が自らのもつ価値観に基づいて下す決断や判断のことである. インフォームド・コンセントはその基盤となる.

　インフォームド・コンセントとは, 医療者から十分な説明を聞き, 患者が理解・納得・同意して自分の治療法を選択すること, とされる[1]. すなわち, 患者に対して医療情報がわかりやすい言葉で適切に開示され, その開示されたことを患者が理解し, 自発的決定（採用または拒否）を行うこと, あるいは同意するか同意を控えることであり, 患者と医療者の間の対等な関係による自律の原理に, その思想的基盤がある.

　患者が自らの価値観に基づいて合理的に特定の治療法を選んだ場合には, 患者の意思は尊重されなければならない. その際注意しなければならない点として, 患者の年齢や判断能力と, それをどのように評価するかが挙げられる.

　しかし, 医療現場における患者の心理的・身体的・社会的状態は, 通常の日常生活におけるそれらとは異なるため, 自己決定という行為自体も当然大きな影響を受けると考えられる.

　たとえば, 予想もしていなかった病名の告知や, 完治不能と聞かされた直後に, 平常心を保ちつつ治療の選択を行うことは, ほとんどの人にとって困難であるに違いない.

　インフォームド・コンセントでは医師のみならず, 看護職, その他の医療職, 患者の家族などとの協働が求められる. 特に看護職は, その専門性を生かして, 患者の望ましい自己決定を支援していく必要がある.

「自己決定権」と「他者危害排除の原則」

　個人の価値観は多様であって, 自分と同じであるとは限らない. 自分とは異なっていても, 他人の価値観を否定してはならない.

　「他者危害排除の原則」とは酒, タバコ, 危険なスポーツなど, 当人にとって害となると思われるものでも, 自室で喫煙するなど,

他人にその害が及ばない限りは干渉しないというもので，自由主義の基本的考え方とされる．

しかし，その行為が他人の不利益につながる場合と，当人が十分な判断ができないと想定される未成年については，第三者が関与できる．すなわち，公衆の場での喫煙は，副流煙がもたらす健康被害によってこの原則に該当する．また，喫煙者に呼吸器の疾患や心臓の疾患が多発し，そのための医療費を社会全体で負担しなればならないとすれば，国民にとっては「保険料負担の増加」という観点から「他者危害排除の原則」に抵触すると捉えることもできる．

しかし，当人にとってはどう考えても不利益なことであっても，他人に害を与えない限り，「自己決定権」は認められる．

■■■ 告知，インフォームド・コンセントにおける倫理的問題

インフォームド・コンセントは，1960年代に米国で起きた患者の人権運動に伴い，従来の患者に対する医師のパターナリズムを批判し，患者中心の医療を求める声が高まったことにより，法的に保障された．告知とインフォームド・コンセントは，患者の自己決定権と自律の原則を守るための行為である．

ただし，インフォームド・コンセントは，ただ単に正直に病状を患者に告げればよいというものではない．患者の尊厳を守るためには，真実の告げ方に配慮し，患者・家族が事実を正しく理解するために，熟慮して告げることが求められる．さらに，患者と医師双方が真実を語り合う場を設けることを保障する必要がある．この時看護職は，患者家族の権利を守るためのアドボケーターの役割を果た

す．

■■■ 未成年者の自己決定権とインフォームド・アセント

判断が十分にできないと考えられる未成年者が，自己決定権を行使する場合には，「自己意思の表明」が可能かどうかが問われる．しかし一般的には，未成年者に対しても，当事者が理解できるように治療に関して十分に説明し，同意を得るのが望ましい．未成年者が意思決定に参加することを，成人のインフォームド・コンセントに対して「インフォームド・アセント」という（p.121 コラム参照）．

通常，保護者が未成年者の利益の代弁者となるが，代弁者が子どもの本当の意思を代弁しているかどうかは，注意深く検討する必要がある．保護者が十分に代弁していないと考えられる場合は，保護者の親権は剥奪され，第三者が親権を代行することになる．

■■■ 良質の医療を受ける権利

医療技術の進歩に伴い，まったく回復の見込みのない患者に対しても，人工心肺装置の助けによって延命が可能になった．その結果，当該患者が意識のないまま寝たきりとなる一方で，回復の見込みのある他の患者が十分な治療を受ける機会が得られないなどの問題が，社会全体の医療資源や経済的負担増とのかかわりも交えて，論争となっている．

QOLという観点は，延命装置の発達という技術の進歩とともに生じた．すなわち，ある治療を受けるためにそれまでの生活をすべて否定し，その結果ベッド上での延命が可能になる場合と，治療は十分ではないが，それ

までの生活を可能な限り継続させるような場合とを対比して，患者の希望をできるだけ取り入れたうえで延命治療に取り組もうという考え方である．

その際，どのような治療を行うかは医療者が決めるのではなく，患者が自分で決めることが重視される．

安楽死と尊厳死

医療現場においては，疼痛を伴う不治の病にある患者に無意味な治療を継続しないとする「消極的安楽死」と，致死性の薬物を投与する「積極的安楽死」とは分けて考えられている．安楽死は，医療者が他者の生命を，たとえ消極的であっても死の方向に意識してコントロールすることであり，患者に寄り添い看取る看護職にとっては常に葛藤を生じることになる．

西欧的合理主義によって支えられる安楽死の概念に対して，多くの日本人は，人間の生存の意味に関する判定基準が不明確であるうえ，それを本人ではなく他者が決めることに対して，ためらいと抵抗を感じているとされている[2]．

一方，尊厳死は「患者の権利に関する世界医師会（WMA）リスボン宣言」[3]でもリビング・ウィルとして認められており，患者本人の意思によって過剰な治療による必要以上の延命を拒否し，人格をもった人間としての尊厳を保持しながら自然な死を迎えることを，患者の権利とするものである．したがって，他者によって人為的な死を迎える安楽死とは，一線を画している．終末期医療（ターミナルケア）や緩和ケアは，このリビング・ウィルの精神に基づいて行われている．

看護職は死へのプロセスにある患者の苦痛を軽減し，安楽な状態を維持できるように環境を整えることによって，最後まで患者を看取る責務がある．

患者の意思に反する処置

患者の意思に反する診断上の処置あるいは治療は，特別に法律が認めるか，または医療の倫理の諸原則に合致する場合以外は，行うことができない．

患者が意識不明などの理由で意思を表明できない場合に，法律上の権限を有する代理人がおらず，緊急に医学的侵襲が必要である場合は，患者の同意があるものと推定される．しかし，事前にその患者が延命処置や医学的侵襲に対し拒絶することを表明し，それが明白であれば，手術や処置はできない．

また，自殺は犯罪ではないが，多くの社会が自殺を，宗教の倫理や道徳によって禁止している．さらに，自殺者の多くは判断力が低下する抑うつ状態にあり，自殺以外の生きる選択肢を考えるに至っていない．したがって，自殺を「患者が正しい判断のできる状態での自己決定権」として認めることはできず，自殺未遂者に対しては積極的に治療を行わなければならない．

一方，他者による自殺幇助，妨害排除，助言，調達は犯罪となる．

守秘義務と個人情報保護

最近では患者に関する情報を管理する主体は，患者にあるとされている．また，診療上知り得た情報は，患者の個人情報であるため，

むやみに口外することは禁じられている.

　守秘義務は，医療者と患者のよりよい関係を構築し，適切な診療を実践するうえで，基礎的な要素である．患者と医療者との信頼がなければ，患者は既往歴・家族歴・成育歴・生活習慣などの情報を正直に提供してくれなくなる．情報がなければ，結果的に患者にとって最善の治療やケアを検討し，計画することは難しくなる．

　医療関係者であっても，明らかに診療には関係のない患者の個人情報を，他者に話してはならない．さらに，医師および看護職は患者のあらゆる個人情報を，患者の死後も不用意に漏らしてはならないことが法的に義務づけられている（**表1，2**）．

1 守秘義務の解除

　個人情報は，本人の同意なく第三者に提供することは禁じられているが，下記の場合については義務違反とはならない[4]．
①法令に基づく場合（例：国勢調査などの国の統計調査，感染症，届け出疾患についての報告，犯罪捜査照会への対応や協力など）
②人の生命，身体，財産の保護のために必要であるが，本人の同意を得ることが困難な場合（例：事故の際の安否情報，認知機能障害者の後見制度の活用時など）
③公衆衛生の向上または児童の健全な育成の推進のために必要であるが，本人の同意を得ることが困難な場合（例：児童虐待情報など）
④第三者が重大な危害のリスクにさらされている場合において，患者の情報を提供する義務（第三者の保護を目的とした患者情報の開示：労働環境に関連ある症状，発作な

ど）
⑤患者が重大な危害にさらされる可能性が高い場合において，患者の最善の利益を考え，患者の保護を目的に第三者へ通報する義務（例：認知症患者の行方不明，災害時の患者移送，要保護児童などの適切な保護を目的とした情報の専門家集団内の共有など）

　また，医療法では医師の責務として，医療施設相互の機能の分担や業務の連携のうえで必要である場合，患者が他の医療施設に転院する場合などに，診療や調剤に必要な患者の個人情報を提供しなければならないとされている．

2 看護職の守秘義務

　看護職には個人のプライバシー保護の観点のみならず，必要な情報の提供を受けることで，有効・適切な医療を実現するという観点からも，各種法律によって業務上の守秘義務が課せられている．

　守秘義務に違反した場合は，民事上の責任を問われるだけでなく，刑事上の責任追及や行政処分を受ける可能性もある．

　看護職の守秘義務については，家庭内などでの私的な会話のなかにあっても，秘密を漏らすべきではない．また，守秘義務は在職中のみならず，退職後も負うことになる．

患者を倫理的に守るための注意点

　患者を倫理的に守るために，医療者は以下の点に注意することが大切である．
①患者や家族と双方向的に接する
②患者や家族の要望を尊重する

表1　守秘義務に関する法律

法律	条項	条文
医療法 （昭和23年7月30日法律第205号） （最終改正：令和元年12月11日法律第71号）	第86条	第5条第2項若しくは第25条第2項若しくは第4項の規定による診療録若しくは助産録の提出又は同条第1項若しくは第3項の規定による診療録若しくは助産録の検査に関する事務に従事した公務員又は公務員であった者が，その職務の執行に関して知り得た医師，歯科医師若しくは助産師の業務上の秘密又は個人の秘密を正当な理由がなく漏らしたときは，1年以下の懲役又は50万円以下の罰金に処する．
刑法 （明治40年4月24日法律第45号） （最終改正：令和4年6月17日法律第67号）	第134条	（秘密漏示） 医師，薬剤師，医薬品販売業者，助産師，弁護士，弁護人，公証人又はこれらの職にあった者が，正当な理由がないのに，その業務上取り扱ったことについて知り得た人の秘密を漏らしたときは，6月以下の懲役又は10万円以下の罰金に処する．
保健師助産師看護師法 （昭和23年7月30日法律第203号） （最終改正：令和4年6月17日法律第68号）	第42条の2	保健師，看護師又は准看護師は，正当な理由がなく，その業務上知り得た人の秘密を漏らしてはならない．保健師，看護師又は准看護師でなくなった後においても，同様とする．
	第44条の4	第42条の2の規定に違反して，業務上知り得た人の秘密を漏らした者は，6月以下の懲役又は10万円以下の罰金に処する．
母体保護法 （昭和23年7月13日法律第156号） （最終改正：令和4年6月22日法律第77号）	第27条	（秘密の保持） 不妊手術又は人工妊娠中絶の施行の事務に従事した者は，職務上知り得た人の秘密を，漏らしてはならない．その職を退いた後においても同様とする．
	第33条	（第27条違反） 第27条の規定に違反して，故なく，人の秘密を漏らした者は，これを6月以下の懲役又は30万円以下の罰金に処する．
感染症の予防及び感染症の患者に対する医療に関する法律 （平成10年10月2日法律第104号） （最終改正：令和4年6月17日法律第68号）	第74条	感染症の患者であるとの人の秘密を業務上知り得た者が，正当な理由がなくその秘密を漏らしたときは，6月以下の懲役又は50万円以下の罰金に処する．
精神保健及び精神障害者福祉に関する法律 （昭和25年5月1日法律第123号） （最終改正：令和4年6月17日法律第68号）	第51条の6	（秘密保持義務） センターの役員若しくは職員又はこれらの職にあった者は，第51条の3第2号又は第3号に掲げる業務に関して知り得た秘密を漏らしてはならない．
	第53条	精神科病院の管理者，指定医，地方精神保健福祉審議会の委員，精神医療審査会の委員，第21条第4項、第33条第4項若しくは第33条の7第2項の規定により診察を行った特定医師若しくは第47条第1項の規定により都道府県知事等が指定した医師又はこれらの職にあった者が，この法律の規定に基づく職務の執行に関して知り得た人の秘密を正当な理由がなく漏らしたときは，1年以下の懲役又は100万円以下の罰金に処する．

2022年11月現在

表2　診療録・看護記録・訪問看護等の提供に関する諸記録・助産録の保存期間

記録名	法的根拠等	保存期間
診療録	保険医療機関及び保険医療養担当規則 第9条	5年間
看護記録	保険医療機関及び保険医療養担当規則 第9条	3年間
	疑義解釈通知（平成11年6月11日・厚生省医療課長通知）	
	医療法施行規則 第21条の5	2年間 地域医療支援病院および 特定機能病院が該当する
訪問看護・居宅介護支援等の提供に関する諸記録	指定訪問看護の事業の人員及び運営に関する基準 第30条	2年間
	指定居宅介護支援等の事業の人員及び運営に関する基準 第29条	
助産録	保健師助産師看護師法 第42条第2項	5年間

③患者と家族に情報を提供する

④患者や家族の質問に答え，質問を促す

⑤同僚からの助言を喜んで受け入れる

⑥システムの問題点として問題解決を考える

⑦自分自身と同僚に気を配る

⑧その患者にとってよいことは何かを常に考える

　患者の生命と人権を守るためには，医療者間で情報が十分に共有され，問題に対して医療者がためらいなく相互に指摘できる環境が必要である．そのためには，専門的な医療技術（テクニカルスキル）だけでなく，医療チームの力を最大限に発揮するための「状況認識」「意思決定」「コミュニケーションとチームワーク」などのノンテクニカルスキルの重要性が指摘されている．

　患者を守る立場にある看護職として，患者ケアの基本的な原理や看護倫理が臨床の場で重要となる理由について，理解していることは大切である．倫理原則が看護職に要求し

ていることは，医療現場において医療メンバーが互いに尊敬・尊重し合い，看護学や関連科学の知識を絶えず高めていくこと，および高度な医療を可能とするための専門知識・技術を維持・向上する努力を惜しみなく続けることである．

　医療チーム内だけでなく，社会的にもコンセンサスの得られていない倫理上の難しい問題に対しては，チーム外の第三者を交えた総合的な倫理的判断や倫理コンサルテーションが求められる場合もあるだろう．

　すなわち，臨床における個々の症例については，「このように考え，対処してはどうか」と研究者，倫理委員，社会の構成員などが熟慮して，さまざまな立場・見地から話し合う場を設けることである．そこでの手引きとなるものが，倫理原則である．

　そのためには，人間が倫理原則に縛られ，振り回されるのではなく，時代の理念を共有しながら，相手の尊厳や人権を考え，看護職

としての誠実さを発揮していかなければならない.

引用文献
1) トニー・ホープ：医療倫理. 児玉聡・赤林朗訳, 岩波書店, 2007.
2) 石井トク編著：看護倫理学入門―文学作品を通して感性と問題解決能力を高める. 医歯薬出版, 2012.
3) 世界医師会：WMA 医の倫理マニュアル (2015 年改訂). 樋口範雄監訳, 日本医師会, 2015.
https://www.med.or.jp/dl-med/wma/mem/wma_mem_all.pdf
4) 個人情報保護委員会, 厚生労働省：医療・介護関係事業者における個人情報の適切な取扱いのためのガイダンス（平成29 年制定, 令和 4 年 3 月一部改正）.
https://www.ppc.go.jp/files/pdf/01_iryoukaigo_guidance4.pdf
URLは2022年11月20日検索

Step 1-3
学習の振り返り

■ 自己決定権とはどのようなことか, 説明してみよう.

■ インフォームド・コンセントとは何か, そのなかで看護職に求められる役割は何かについて説明してみよう.

■ 医療者に課せられている守秘義務について説明してみよう.

ステップ1 ステップ2 ステップ3 ステップ4

column 人間としての倫理，道徳

人間生命の尊重，人間としてのありようを，学校教育では「道徳」と呼び，専門職業団体では「倫理」という言葉を用いている．

道徳は，それぞれの人の個人的な正しい行為そのものに重きが置かれている．それに対し，倫理の「倫」は人の間の秩序や筋をとおすことを意味し，「同僚」という意味もある．また「理」は，筋道をたてることを示している．したがって，倫理には「行為に関する職業団体のルール，規範」の意味合いが強い．

ちなみに，フランスの子ども向け（8～12歳）の辞書では，道徳のことを「良いことと悪いことの価値に基礎を置かれる，社会の行動のルール」と説明している．

わが国では，江戸時代の会津藩（現在の福島県会津若松市）において，子弟教育に使用された規範の最後の一節に「ならぬことはならぬのである」とある．つまり「"人間"として行ってはならないことは，理屈なしでだめ」なのである．

このような理屈なしの，人間としての禁止事項は，①嘘をつかない，②人の物を盗まない，③人を殺さないである．この3原則は，昔から親の子育ての基本として継承されていた個人倫理ともいえる．

私たちは人間としての「倫理」を身につけ，そのうえで社会の一員としての「社会倫理」を習得することが重要である．

学内実習に必要な
看護倫理

Step **2**

1 学内演習―臨地実習の準備

2 看護職の倫理綱領

3 領域別にみた看護倫理

Step 2

1 学内演習—臨地実習の準備

Step 2-1
学習目標

- 看護教育方法としての学内演習や臨地実習の重要性が理解できる.
- 「看護職の倫理綱領」の内容が理解できる.
- 患者の意思決定は不変ではなく,さまざまな要因によって変化するものであることが理解できる.
- 患者の尊厳を守り,意思決定を尊重する看護の方法は,唯一ではなく,画一的でもないことが理解できる.
- 臨地実習に対する関心と意欲をもつことができる.

看護教育カリキュラムにおける「看護倫理」

わが国においては,1948(昭和23)年に制定された保健婦助産婦看護婦法に合わせ,新制度の看護教育が始まった.当時の看護教育カリキュラムには,一般基礎看護法(100時間),外科学及び看護法(80時間),内科学及び看護法(50時間)とともに看護史及び看護倫理(20時間)があった.それから20年後の1968年の看護教育カリキュラムの改正では看護倫理が削除された[1].

一方,世界の看護界では,看護師の倫理が議論されてきた.1953年にICN(International Council of Nurses:国際看護師協会)において「看護倫理の国際規律」が採択され,1973年に「これからの看護の役割」「責任の範囲の拡大」が加わり,改正されている.専門職として自らの行動の規律である倫理綱領を示すことは,社会への責務である.わが国においては,少子高齢化が一層加速する時

代・社会の変化とともに,人々の保健・医療提供体制の整備に対する期待やニーズも変化してきた.看護職が活躍する場は,医療機関に限らず在宅や保健・福祉施設へと広がり,人々からは看護職に対するニーズとして,多職種と連携して適切な保健・医療・福祉を提供する能力とともに,対象の多様性・複雑性に対応した看護を創造する能力が期待されている.こうした時代や社会の動きに呼応するため,看護基礎教育課程においては,質の高い看護職者養成の必要から,保健師助産師看護師学校養成所指定規則が2020年に改正となった[2].

看護教育カリキュラムにおける,看護師に求められる実践能力と卒業時の到達目標は,①ヒューマンケアの基本的な能力,②根拠に基づき,看護を計画的に実践する能力,③健康の保持増進,疾病の予防,健康の回復にかかわる実践能力,④ケア環境とチーム体制を理解し活用する能力,⑤専門職者として研鑽し続ける基本能力,の5項目である[2].

今日に至っても,看護学教育における現行

のカリキュラムには相変わらず「看護倫理」として科目は設定されていないが，少なくとも基礎看護学概論に“看護師として倫理的に判断し，行動するための基礎的能力を養う”ことを加味する内容となることが明記された．

看護学生が看護教育カリキュラムの内容をすべて達成する教育方法としては，講義（知識），演習（技術），臨地実習（統合）がある．学生の学習活動は，教員の教授活動と連動する．学生が能動的・自発的に学習するための意欲は，教員側の適切な教授活動と切り離すことができない．また，学習成果と学習の満足度も教授活動と密接な関係にある．ここでは，学生の側から，学生を主語に看護の教育方法について説明する．

講義・演習・実習の関係

看護基礎教育課程で行われる授業形態は，講義，演習，臨地実習に大別される．

講義は，学生が受ける1時間の受容学習に対し，2時間の準備学習を必要とする学習形態である．すなわち，学生の活動量は，1時間の講義を受けるために2倍の準備学習が求められる．講義形式は，一度に多くの学生が，限られた時間内に，多くの情報を知識として受け取ることができる．

演習は，講義と臨地実習との中間にあり，講義の抽象と実習の具体を結びつけるもので，学生にとっては1時間の演習を受けるために30分の準備学習が求められる．学んだ知識を活用し，実際の情況を想定して行う看護師としての考え方のトレーニングや，看護実践に必要な技術の習得をねらいとしてい

る．また，少人数のグループワークで意見交換を活発に行うなどの学生同士の関係は，他者と協働することを学ぶ機会でもある．

臨地実習における看護技術は，患者に安全・安楽な技術を提供することと一体である．そのためには，臨地実習に入る前に人体模型や互いの人体を対象として，看護技術の十分な反復学習が必須であり，臨地実習での実践を前提とした看護技術演習が重要になる．

臨地実習に臨むにあたっての準備

臨地実習は，実際に入院治療している人や社会生活をしている人を対象に“看護を実践する”場であるから，対象者の安全と安楽を保障しながらも，相手に敬意を払い，相手を尊重し，学生であっても看護職を目指す者として接する必要がある．したがって，看護を実践する際には，対象者の倫理的な課題や問題点について理解を深め，対象者の尊厳を傷つけないことと，個人情報の保護に努めなければならない．また，対象者はその健康状態によって特有な看護ケアのニーズがあるため，領域別に特徴となる倫理的な課題や視点についても理解を深め，対応しなければならない．

そのためには，日常のどのような場面に倫理的な問題が生じやすいのか，具体的な例を通して学び，実習前から倫理的な感性を養っておく必要がある．本ステップでは，看護学生として必ず理解しておきたい「看護職の倫理綱領」について解説するとともに，領域別に特徴的な事例を用いて倫理的視点についても解説している．

引用文献
　1）厚生省健康政策局看護課監修：看護教育カリキュラム．第一法規，1989．
　2）厚生労働省：看護基礎教育検討会報告書（令和元年10月）．
　　　https://www.mhlw.go.jp/content/10805000/000557411.pdf　　　　URL は 2022 年 11 月 17 日検索

2　看護職の倫理綱領

前文
（要約）

・看護は，人々の尊厳を保持し，人々の人権を尊重し，その人のもつ力に働きかけながら生涯にわたり健康な生活の実現に貢献することを使命とする．
・看護職は，免許によって看護を実践する権限を与えられた者であり，専門職としての誇りと自覚をもって看護を実践する．

要点

1.「看護職の倫理綱領」は，看護職の行動指針である．
2.「看護職の倫理綱領」は，看護職が自己の実践を振り返る際の基盤である．
3.「看護職の倫理綱領」は，看護職の責任の範囲を社会に対して明示する．

解　説

　看護倫理の始まりは今から約70年前の1953（昭和28）年に，すべての患者が質の高いケアが受けられるよう，適切な看護を行ううえでのガイドラインとして，ICN（International Council of Nurses：国際看護師協会）が世界で初めて倫理綱領（行動指針）を策定したことに始まる．

　看護職はいつの時代においても，自身の役割や立場にかかわらず，看護の対象となる人々のために最善を尽くし，すべての人々に平等に看護を提供することが原則である．医療が高度化する一方で，治療・療養の場が病院から人々の住み慣れた地域に移行する動きが加速し，看護職の活躍する場が拡大している．よって看護職には，これまで以上に高い専門性や応用力が求められる．

　わが国では日本看護協会が，1988（昭和63）年に看護職の行動指針として「看護師の倫理規定」を作成した．2021年には，医療の高度化や，人々の健康や人生に対する価値観の変容，病院施設だけでなく地域医療へと看護職の活躍の場が拡大していることなど時代の変化に合わせ，看護職がどのような場においても適切な保健・医療・福祉を提供し，適切な倫理的判断を行うよりどころとなるように，「看護職の倫理綱領」として改訂した[1]．

　「看護職の倫理綱領」には，自らの責任や看護ケアを展開する際の道徳的判断の指針となる16の倫理基準が示された．本文1〜6は，看護の提供に際して看護職が守るべき人々の権利や看護職の義務が記されている．看護職は，人間の生命，尊厳，権利を尊重し，平等に看護することや，対象となる人々と信頼関係を築き，看護すること，守秘義務や患者の

ステップ1

ステップ2

ステップ3

ステップ4

安全を確保することが挙げられている．本文7～11は，看護職自らの責任と能力維持・向上，および専門的知識・技術の創造と開発に努め，看護学の発展に寄与するための努力義務が記されている．本文12～16は，個人的特性と組織的な取り組みについて，看護職自身の心身の健康の維持・増進に努めること，個人の品位を高く保持すること，社会問題について社会と責任を共有すること，看護の質を高めるための活動に参画，社会づくりに貢献すること，災害に際しては人々の生命，健康，生活の守り手となるべく努めることなどが記されている．

看護師および看護学生は，看護する際の自らの行動指針として「看護職の倫理綱領」について学び，以下について自己の実践に活かしてほしい．

1. 「看護職の倫理綱領」を自らの行動の指針とする．
2. 「看護職の倫理綱領」を日々の看護ケアに適用する．
3. 「看護職の倫理綱領」について，仲間や協働者と話し合う．
4. 倫理的意思決定の方法について検討する．

column ICN 看護師の倫理綱領（2021年）

国際看護師協会（International Council of Nurses：ICN）は，130か国以上の看護師協会（National Nursing Associations：NNAs）から成る組織で，本部はスイスのジュネーブにある．国際的な保健医療専門職団体として，1899（明治32）年に世界で初めて設立された看護師の最大の組織である．日本看護協会会員はICNの会員であり，ICNのなかで最大の会員数を擁する．ICNのミッションは，世界の看護を代表し，看護専門職を発展させ，看護師のウェルビーイングを促進し，あらゆる政策において健康を擁護することである．

「ICN看護師の倫理綱領」は，何回かの見直しと改訂を行っている．2021年の倫理綱領は，看護師の役割，職務，責任，行動，専門的判断のほか，患者，看護ケアやサービスを受ける人々，協働者およびその他の専門職との関係について，倫理的指針を示したものであり，看護師が担うさまざまな役割のなかで倫理的な看護実践を定め，導くものである．これを，倫理的な看護実践と意思決定を行うための枠組みとしても利用することができる．

前文では，①看護には，文化的権利，生存と選択の権利，尊厳を保つ権利，そして敬意のこもった対応を受ける権利などの人権を尊重することが，その本質として備わっていること，②看護ケアは，あらゆる差別を排除し，個人の法的・経済的・社会的地位を尊重すること，③看護師は，個人，家族，地域社会および集団の健康を向上させているその貢献に対し，評価され，敬意をもたれる存在であること，④自身が提供するサービスと他の保健医療専門職や関連するグループが提供するサービスとの調整を図り，敬意，正義，共感，応答性，ケアリング，思いやり，信頼性，品位といった看護専門職の価値観を体現すること，が述べられている．

1　看護職は，人間の生命，人間としての尊厳及び権利を尊重する．

要点

1. 人々は最高水準の健康を享受する権利を有している．
2. 看護職は人間の生命を尊重する．
3. 看護職は人間の尊厳を尊重する．
4. 看護職は人間の権利を尊重する．
5. 看護職はその人らしい健康な生活の実現に貢献する．

解　説

　生命とは人間を含めた生物一般の基本的な属性である．しかし，生命を科学的に規定することは難しい．すべての生き物は細胞でできていて，個々の細胞がはたらいて動いたり成長したりする．これを生命現象と呼ぶ．個体をつくっているすべての細胞が活動を停止すれば死であるが，これも難問を含んでいる．なぜなら，細胞が死んだというためには，"細胞が生きている"ということが規定されていなければならないが，その完全な規定はまだされていないからである．生命は，人間や動物，植物などが生物であり続ける根源であり，寿命ともいう．「生物の本質的属性」と定義されることが多いが，生命の定義によって，それぞれの生命観が異なる．

　医学的見解では，受精がヒトの始まりである．また，ヒトが個体として発育を開始する時期は，その個体形成にあずかる臓器の分化をもって始まりとする．よって，受精後14日までの胚胞細胞が多分化性をもつ時期はヒトとはいえないとしている[1]．

　倫理的には，生命の開始は，ヒトとしての個体が発育を開始する時期とされる．「人間の生命の始まり」は，妊卵の子宮壁への着床，受精後14日目の原始線条の出現（個体性の獲得），妊娠8〜9週頃の脳幹の形成（脳の形成），妊娠12週目頃の人間の形態の獲得（主要臓器の完成）などが判断基準として提案されている[2]．

　法的には，わが国では民法と刑法では異なった解釈をしている．民法では，人としての権利能力の始期を出生の始まりとしている．すなわち，胎児が母体から全部露出した時期をもって人の扱いを受ける．しかし，胎児は生きて生まれる権利をもっているので，不法行為に基づく損傷損害（第721条），相続（第886条），遺贈（第965条）については，胎児は生まれたものと解される．刑法では，胎児を殺せば堕胎罪であり，胎児が母体から一部露出したときに，外部から害を加え死なせた場合は殺人罪となる．一方，胎児が母胎内で化学物質や薬剤，放射線などにより影響を受け，先天性の障害児として生まれることもある．そこで刑法では，加害者（化学

物質や薬剤を製造した会社，汚染物質を排出した会社など）の責任に対し，生まれた子に対する傷害罪や過失致死罪を適用している．

看護職がかかわる「生命」は「人間の生命」であり，人間としての生命，尊厳，権利の尊重は，看護をするうえの大前提となる．「看護職の倫理綱領」の本文1は，「人間の生命，人間としての尊厳及び権利を尊重する」とされ，看護実践上の根幹をなす倫理的態度を掲げている．よって，看護職は，人間とは何たるかを知り，看護ケアと自己が果たす役割を強く認識する必要がある．看護する相手は，平均的人間や人間一般ではなく，この世でたった一人の唯一無二の人格をもった「人」であり，他の人に置き換えることはできないということを強く認識し，尊重する必要がある．

＊

医師が病気の診断をするのに対し，看護師は対象者を観察し，対象者を護り，いたわる．

すなわち，単に身体的に異常のある生物体ではなく，人間として精神をもち，社会とつながる「人」と捉える．人をそのように捉えるならば，看護職はただ医学的，生物学的な知識や技術を身につけ，ケアを提供するだけでなく，生きている人の苦しみや悲しみを理解し，共感できる心を備えた専門職でなければならない．

人格の尊重は，少なくとも2つの倫理的な確信を含んでいる．すなわち，第1に，個人は自律的な主体者として扱われるべきであるということ，第2に，自律性が減弱した人々は保護される権利があるということである．自律的な人間とは，自分の目的について深く考えることができ，そのような熟考にしたがって行動できる人のことである．自律性を尊重するということは，自律的な人間が熟慮したうえで至った見解や選択を尊重し，明らかに他者を害する場合以外はその人の行動を妨げないということである．

事例で理解を深める

| 事例 | 人間としての尊厳を尊重する
チューブ抜去とかきむしり防止のための身体拘束 |

A氏，女性（80代）

・診断名：脳梗塞後遺症

・既往歴：血管性認知症，気管支炎

・ADL状況：胃瘻造設・終日おむつ使用，食事，排せつ，入浴など全介助，要介護5，認知症高齢者の日常生活自立度Ⅳ

・医療的管理：気管カニューレ挿入，胃瘻チューブ挿入，全身のかきむしりによる擦過傷の処置が必要

A氏は，わずかに動く左上肢により鼠径部を引っかき，傷が徐々にひどくなったため，夜間は両手にミトン手袋を使用していた．さらに，経管栄養チューブ

を引っ張り，抜こうとする行動がみられたため，医師の指示により拘束目的で，左上肢幅広ベルトによる可動制限とミトン手袋を併用することとなった．それに伴い，危険性と安全面に対して家族へ説明し，身体拘束承諾書を提出してもらった．

　しかし，担当看護師は何とかして拘束を解除したいと考え，瘙痒感を改善するための対策として，①瘙痒の原因究明のため専門医を受診する，②内服治療，軟膏塗布を実施する傍ら，瘙痒部について弱酸性水での1日3回の患部洗浄，③入浴回数の増加，④おむつ交換の回数を増やし，衣類・おむつ素材の工夫による湿度の調節，⑤瘙痒部を冷やす，などを試みた．

　また，ケアに際してはゆっくり話す，きちんと説明する，手を握る，身体をさするなど，注意して行った．擦過傷の治癒とともに，A氏からは険しい眼差しが徐々に緩和していき，時々にこやかな表情がみられるようになった．経管栄養チューブの抜去については，定期観察の機会の増加と声かけ，ベッド上のポジショニングの工夫，抱き枕の導入などとともに，大切な管なので抜かないようにと，A氏に何度もくり返し説明することにした．

倫理的視点	▶認知症高齢者の日常生活自立度Ⅳ，意思疎通が困難である．
	▶経管栄養チューブの抜去行為，瘙痒感による全身のかきむしり行為の阻止が難しい．
	▶ミトン手袋や幅広ベルトによる可動制限を行う．

解説

　物理的な拘束だけでなく，鎮静薬・精神安定薬・筋弛緩薬・鎮痛薬などの薬物による拘束，自分の意思で開けることのできない鍵付きドアやFIX（はめ殺し）窓により，室内や建物内に隔離することも身体拘束である．

　「精神保健及び精神障害者福祉に関する法律第三十六条第三項の規定に基づき厚生労働大臣が定める行動の制限」（昭和63年厚生省告示第129号[3]，平成12年題名追加）では，大臣が定める行動の制限として，「患者の隔離」と「身体的拘束」が挙げられている．なかでも，身体的拘束は「衣類又は綿入り帯等を使用して，一時的に当該患者の身体を拘束し，その運動を抑制する行動の制限」と定義される．

　「身体拘束」を好んで行う看護職はいない．また，喜んで「身体拘束」を承諾する家族もいない．"拘束しなければ看護の手が回らず，十分な安全が確保できない""身体拘束はしてほしくないが，入院させてもらうためには拘束も我慢しなければならない"との，妥協による承諾である．

　拘束は，そもそもは「その人の安全を守る」ためである．しかし，「身体拘束」

は，廃用症候群やせん妄のリスク因子であるとともに，患者に苦痛を与え生きる意欲を奪い，人としての尊厳を傷つけるだけでなく，患者・家族と看護職との信頼関係もなくすことになる．まずは，看護職が自ら「身体拘束はしない」との決意をすることが重要である．

　身体拘束をしないためには，看護職を増員するだけでは決して解決しない．人が増えても，看護職の患者に対する敬意や誠実さ，看護の姿勢が変わらなければ，生命尊重のケアには結びつかない．今の人数でどのようにケアするか，看護職全員に対する教育と工夫と決意，ボランティア・家族の活用など多面的な解決策を講じる必要がある．

---

column　ナイチンゲール誓詞（誓いの言葉）

　フローレンス・ナイチンゲールは近代看護師教育の創設者である．ナイチンゲール誓詞は，1893（明治26）年，米国ミシガン州にあるハーバー病院・ファランド看護師訓練所学校の校長であったリストラ・グレッターが中心となった委員会で，ナイチンゲールの功績をたたえて作成された．

　内容は，「ナイチンゲールの言葉」でも「思想」でもなく，古代ギリシャで成立した『ヒポクラテスの誓い』にならって看護師の心得として作成された．ナイチンゲール自身はこの誓詞の作成にはまったく関与しておらず，むしろ『看護覚え書』のなかで「私たちがこの道に入るにあたって，"誓い"などというものは必要ない」と，苦言を書き残している．

　『ナイチンゲール誓詞』とは，「看護従事者に対する倫理規範」であり，「患者に害を与えない」「患者の幸福や利益のためにあらゆる手段を尽くす」「患者のプライバシーを守る」「常に目標に向かって努力する」という看護の原点であり，職業人としての姿勢が定められている．これは，国際看護師協会（ICN）が2000（平成12）年に改訂した看護師の倫理綱領に生かされている．

2　看護職は，対象となる人々に平等に看護を提供する.

要点

1. 人々の多様で複雑なニーズに対応する.
2. 健康と幸福に寄与する.
3. 個人の習慣，態度，文化的背景，思想を尊重する.

解　説

日本国憲法第14条は「すべて国民は，法の下に平等であって，人種，信条，性別，社会的身分又は門地（家柄）により，政治的，経済的又は社会的関係において，差別されない」と謳っている.

また，国際連合はナチス・ドイツの非人権的政策を批判し，1948（昭和23）年第3回総会（パリ）において「すべての人民とすべての国とが達成すべき共通の基準」として「人権に関する世界宣言（世界人権宣言）」を制定している. 世界人権宣言は，基本的人権尊重の原則を定めたものであり，初めて人権の

保障を国際的に謳ったものでもあり，世界各国の憲法や法律に取り入れられるなど，大きな影響力があった.

世界人権宣言の第1条では「すべての人間は，生まれながらにして自由であり，かつ，尊厳と権利とについて平等である. 人間は，理性と良心が授けられており，互いに同胞の精神をもって行動しなければならない」と謳っている. 人間は誰もが平等でなければならない. しかし，何をもって平等といえるかは，非常に難しい課題であることも確かである.

事例で理解を深める

事例

限られた資源と平等
退院を躊躇する高齢女性への対応

地域の中核病院の整形外科に入院中のA氏（女性70代）は，大腿骨骨折治療がほぼ終了し，リハビリテーションも順調に経過していることから，主治医は，医学的に退院するのに問題はない状態であるとして，退院許可を出した.

病院は，その地域の救急医療も担っており，病床は常に満床状態，急を要し

ない手術は1か月待ち状態である．しかし，A氏には退院するのを渋るそぶりがみられた．夫はすでに他界し，子どもは2人とも結婚して他県の郊外に家を建て家族で住んでいる．A氏は「家で一人いるよりも病院のほうが，看護師さんもいてくれるし安心．一人で出かける自信がつくまで，もう少し入院していたい」と言う．

倫理的視点	▶A氏は医学的には入院する必要はまったくない状態である．
	▶しかし，A氏はもう少し入院していたいと希望している．
	▶リハビリテーションは順調に進んでいるといっても，A氏自身は歩行に不安がある．
	▶病院は地域の救急医療を担い，病床は常に満床状態である．
	▶入院待ちの状態のため，病床に余裕がほしい．

解説　「看護職の倫理綱領」では，看護職は患者に対して差別をせず，平等に看護を提供することが述べられている．しかし，医療や看護資源は無尽蔵にあるわけではなく，限られた医療や看護資源を大勢の患者のなかでどのように公平に配分すべきかを決定しなければならない時がある．

　病院として利益となりうる経済的に裕福な患者の入院を優先したり，生活困窮者・路上生活者の入院・治療を渋ったりすることがあってはならないが，すべての患者に対して公平に対応するということは，限られた資源で医療を提供しなければならない現場では難しいこともある．

　たとえば，病院収入の半数以上を占める入院収入に直結する患者の入退院，転棟・転出の効率化は，収益に関係するのはもちろんであるが，入院・治療を必要とする患者を一人でも多く受け入れるためにも，入院している必要のない人は退院してもらい，退院が難しい患者への介入も早期に行う必要がある．ベッド数が限られているために，入院の優先順位を決定することは不可欠となるが，見えやすい基準だけではなく，患者一人ひとりのさまざまなニーズを的確に把握し，判断しているかが問われる．

　反対に，患者にとって無益な診療行為は，臨床倫理的に大きな問題となる．したがって，入退院を考慮する際は，医学的適切性・妥当性や患者の意思，公正性を総合的に考慮する必要がある．

　医学的に入院の継続が必要ない場合には，通院治療などで対応すれば足りる．その場合，退院は正当化される．一方，A氏は一人暮らしのため，退院してからの生活に不安を抱いている．それに対しては，自宅において一人で生活するための支援（訪問看護制度や福祉サービス）を活用することも1つの

方法である．しかし，患者が自力で動けるかどうかなどの重症度の違いによっ
て，転出などに要する労力も異なるため，一律の基準を適用すべきではなく，
慎重な判断が求められる．

---

column　　## エホバの証人無断輸血

「エホバの証人[※]無断輸血」裁判（最高裁判所 平成12年判決）によって，"医療では患者の自己決定権が重視される"という認識が社会に一気に広まった．

患者A氏（60代女性）は，平成4年B病院に悪性肝臓血管腫の診断で入院した際，主治医に，どのような事態でも輸血をしてもらいたくない旨（絶対的無輸血）の意思表明をした．担当医師らは，輸血以外に救命手段がなければ輸血する（相対的無輸血）治療方針であったが，A氏にはそのことを説明しなかった．開腹手術をすると，腫瘍が他の組織にも浸潤しており，必要があると判断して輸血をした．A氏側は，医師らが患者の自己決定権を侵害したとして訴えた．

一審の地方裁判所は，絶対的無輸血の特約は，医療目的，救命のために輸血したもので「社会的に正当な医行為」であり，違法性はないとした．これに対し控訴審の高等裁判所は，医師らが相対的無輸血の治療方針の立場であることを患者に説明しなかったことは，説明義務違反であるとした．

上告された最高裁判所は，次のように判決した．

"医師らが，医療水準に従った手術をすることは当然のことである．しかし，患者が輸血を拒否するとの明確な意思を有している場合，このような権利は人格権の一内容として尊重されなければならない．また，医師らが，手術の際に輸血以外に救命手段がない可能性が生じると判断した場合には，患者に対し，そのような事態に至ったときには輸血するとの方針をあらかじめ説明し，患者がそれでも手術を受けるか否かを患者自身の意思決定にゆだねるべきであった"．すなわち，医師らは説明を怠り，患者が輸血を伴う可能性のある手術を受けるか否かについて意思決定をする権利を奪ったとした．

Monologue －看護師の想い－

この裁判は，医師の救命義務と患者の思想・信条，宗教の自由等の対立という問題を提示した．これに対し判決は，患者の自己決定権の優位を認め，絶対的無輸血の条件付き診療申し込みに対し，医師側が相対的無輸血でなければ引き受けられない旨を表明するか，患者を翻意させるか，転院を勧めるかの手順を踏まなければ，説明義務違反の責任が及ぶとした．

※：エホバの証人（Jehovah's Witnesses）は，キリスト教系の宗教．聖書の記述をよりどころに，輸血を禁じている．

ステップ1

ステップ2

ステップ3

ステップ4

3　看護職は，対象となる人々との間に信頼関係を築き，その信頼関係に基づいて看護を提供する.

要点

1. 対象者との間に信頼関係を築く.
2. 十分な説明を行い，対象者から理解と同意を得て，支援する.
3. 対象者の顕在的・潜在的能力に着目し，その能力を最大限生かすように支援する.

解　説

「看護職の倫理綱領」では，対象となる人々との間に築いた信頼関係に基づき看護を提供することが求められている. しかし，白衣を着ているだけで患者から信頼される医療者はそうは多くない. 信頼は，医療者が努力しなければ得ることはできない. 看護行為について十分に説明し，理解と同意を得ることと，行為についての専門的知識・技術をもっていることの両方が求められる.

また，信頼とは相互的なものであり，看護職が患者を信頼しなければ，患者からの信頼を得ることはない. 信頼は，互いに相手を理解し，敬意を払うことなしには成立しない.

看護職が患者を知ること，関心を寄せてかかわること，敬うこと，そして看護職もまた患者にわかってもらえるように説明することが重要である. 患者を嘲笑したり，軽くみたり，いい加減な態度で接する限り，患者の信頼を得ることはないし，よい看護ができるはずもない.

看護職は，効果的な看護援助が行えるよう，患者との信頼関係を築くとともに，築かれた関係によって生まれる看護職への信頼感や依存心には誠実に応えるように努め，患者にとって安心感のある看護実践を行う必要がある.

事例で理解を深める

事例　対象者との間に信頼関係を築く
心不全の急性増悪で緊急入院をくり返す男性

　A氏は60代の一人暮らしの男性で，心不全の急性増悪で，地域の循環器病院に毎月といっていいほど緊急入院をくり返していた. 一部の看護師たちは，「またAさんが入院してきた！」と言ってあきれていた. 看護師たちの様子は，

陰に隠れて A 氏を話のネタにするだけでなく，軽蔑する態度が見え隠れして
いた.

　一方，同病院の認定看護師（心不全看護）B は，入院中の A 氏と個別に面談
し，悪化させないための生活把握，心不全の予防のための循環器の知識と異常
徴候の自覚の程度について時間をかけて話し合い，日常生活を具体的に見直し，
立て直すための支援を粘り強く試みた.

　認定看護師 B と A 氏が一緒に生活を評価することで，A 氏は自分の病気を
理解し，自分で自分の危険な徴候を挙げられるようになった. そのため，これ
までは風邪かなと思って様子をみていた軽い咳や，時々起きる不眠，身体のだ
るさ，疲労感については，一時的なものでそのうち落ち着くだろうと自己判断
せず，1 つでも自覚があればすぐに受診するようになった. その行動が功を奏
し，身体的ダメージが軽いうちに治まることで外来処方だけで済んで入院しな
くてもよくなり，たとえ入院したとしても早々に退院できるようになった.

倫理的視点	▶A 氏は心不全の自覚症状について知識がなかった.
	▶心不全の急性増悪で緊急入院をくり返した.
	▶一部の看護師は患者を嘲笑したり軽蔑したりしている.
	▶認定看護師 B は，患者の顕在的・潜在的能力にはたらきかけた.

解説　　心不全の急性増悪は，1 か月以上の入院期間を要する場合がある. しかし，
軽症の場合は，数日の治療で改善することも珍しくない.

　看護師は入院中のケアだけでなく，患者の退院後の生活を見据え，患者の
もっている潜在能力を引き出すようなはたらきかけが必要とされる. 認定看
護師 B は，心不全で緊急入院をくり返していた A 氏に対し，自分の生活や身
体を見つめ直し，自分でコントロールするよう仕向けた. 単にコントロール
のための一方向的な指導ではなく，自らが自分の生活をコントロールできる
ような方法での支援だった.

　看護師は時として，認知機能の低下している患者や高齢者に対し，子ども
扱いしたり，言ってもどうせわからないからと，患者の尊厳を踏みにじるよ
うな態度をみせることがないだろうか. 患者は，正しい知識がなかったため
に正しい行動をとれなかっただけの場合もある.

　看護師は，人々の顕在的・潜在的能力（生命力）に着目し，その能力を最大
限生かすように支援する. さらに，患者が立ちすくんでいるときには，その人
のエネルギーが引き出されるように冷静に包み込み，一人で歩けそうになった
ら，離した手のぬくもりを忘れない程度にそっと手を放し見守ることが大切で
ある. この頃合いと温度が，人々を援助する職業人の究極の業である [1].

| **4** | **看護職は，人々の権利を尊重し，人々が自らの意向や価値観にそった選択ができるよう支援する.** |

| **要点** | 1. 人々は自己の健康状態と，治療方法を知る権利・自己決定の権利を有する.
 2. 一人ひとりの価値観や意向を尊重した意思決定を支援する.
 3. その人にとって最善な合意形成となるように支援する. |

解 説

自己決定権とは，公権力による干渉を受けずに自分の生き方を自分で決定するという権利であり，憲法第13条において，「すべて国民は，個人として尊重される．生命，自由及び幸福追求に対する国民の権利については，公共の福祉に反しない限り，立法その他の国政の上で，最大の尊重を必要とする」を根拠として認められている.

自己決定の能力は，人が成長するとともに成熟していく．病気，精神障害，自由を厳しく制限された状況下などにより，完全もしくは部分的に，この能力を失う人もいる．未成熟な人々や能力を欠く人々を尊重するためには，その人が成熟する間，または能力を欠く状態にある時は，その人を保護し，代弁することが，看護職の責務である．看護・治療などに関して十分な情報を得たうえで，その方針を選択する権利，自己決定に対する権利は尊重されなければならない.

1 ACP 支援

終末期医療は人類普遍の課題であるが，終末期は何も高齢者だけの話ではない．人は，いつ終末期を迎えるかは，多くの場合，予測不能である．人々の間では，ACP（Advance Care Planning：将来の意思決定能力の低下に備えて，患者本人が中心となって，医療に関する具体的な治療・療養について話し合うプロセス）（p.101 コラム参照）をはじめ，リビング・ウィルやエンディングノートについてもその理解が徐々に進んできた.

とはいっても，延命治療をどこまで行うかを文書化しておくためのリビング・ウィルについて，わが国の一般国民が実際に意思表示の書面を作成している割合は3.2％にすぎない[1]．また，リビング・ウィルは自発的意思表示が必要であるが，意思表明した時と実際の場面では時間的経過に伴い，今も同じ考えか否かは再確認する必要があるなど，運用上の課題が多い．むしろ，医療者が患者に終末期の対応の希望を聞き，カルテに記録するほうが現実的であり確実であるとして，ACPが広まってきた.

人生の最終段階における医療およびケアについては，医師などから適切な情報の提供と

説明がなされ，それに基づいて患者が医療従事者と話し合いを行い，患者本人による決定を基本として進めることが最も重要な原則であること，患者の意思が確認できない時は，家族が，患者の推定意思を尊重し，患者にとって最善の治療方針をとるか，または，患者にとって最善の治療方針を医療・ケアチームで慎重に判断すること，などが推奨されている．

2　インフォームド・コンセント

インフォームド・コンセントは，ただ単に病状を説明し，同意書をとることではない．日常の場面においても，患者と医療職は十分に話し合って，どのようなケアを行うか決定する必要がある．医療法第1条の4第2項では，「医師，歯科医師，薬剤師，看護師その他の医療の担い手は，医療を提供するに当たり，適切な説明を行い，医療を受ける者の理解を得るよう努めなければならない」と示されている．

インフォームド・コンセントにおいては，ただ事実を包み隠さず伝えるのがよいのではない．十分な説明を行うということは，人々が納得し，受け止める準備ができるように支援するところから始まる．患者・家族が医療職から説明された内容を十分に理解できていない，医療職が患者・家族の権利を尊重できていないことなどで，十分な合意形成ができないまま，医療が提供されることがある．そのような時，患者・家族は，病状説明の内容が腑に落ちない，医療職に対して不信感を抱くなどの問題が生じることがある．

インフォームド・コンセントは，患者の知る権利，自己決定権，自律の原則を尊重する行為であることを根底にし，患者・家族と医療職が互いに信頼に満ちたものになるよう努めなくてはならない．患者の尊厳を守り，患者・家族の権利を配慮したインフォームド・コンセントになっているか，という視点で考える．病状説明の場においてはとくに，選択する医療行為の利害と患者・家族の生活，人生への影響を考えられるようなプロセスになるようにする．インフォームド・コンセントにおいて必要とされる看護職の役割は，患者・家族が聞きたいと思っている情報を十分に丁寧に伝えることと同時に，患者・家族の権利を尊重するために積極的にはたらきかけるアドボケーター（理解者・代弁者）である．

事例で理解を深める

事例

インフォームド・コンセント
膀胱がんに対し提案された治療方針の選択

　A氏（60代，男性）は，検査結果を知らされて驚いた．5年前に見つかった膀胱がんが治ったと思っていたら，肺に転移していたからだ．しかも病状はステージⅣであった．5年前にA氏は膀胱がんが発見された後に，2度にわたる内視鏡手術で腫瘍を部分的に切除した．しかし，その後もがん細胞が膀胱の筋肉層にまで広がったため，最終的に全摘に踏み切った．発見から2年半後のことであった．

　膀胱がんは全摘によって人工膀胱を作る必要があり，日常生活に不便が出るばかりか，勃起障害などの男性機能を失うリスクがあった．A氏は膀胱がんの診断を受けた当時60代前半であったが，会社経営の第一線に立っており，また，性機能を失うかもしれないことに対する男としての躊躇があったため，どうしても全摘手術には踏み切れなかった．最初から全摘手術を受け入れていれば，こうはならなかったのかと，いまさらながら後悔の念にさいなまれた．

　当初，がんが明らかになったA氏には，2つの根治療法が提示された．1つは全摘手術，もう1つは重粒子線治療だった．後者は，強い放射線を浴びることで皮膚障害や強い副反応の可能性があり，さらに治療のための拘束時間が長くなるデメリットがあった．全摘か放射線治療か，悩み迷った．

　悩んだ末に，A氏は後者の温存療法を選んだ．

Monologue －看護師の想い－

　手術か，化学療法か，またはそれ以外か，がん患者は最後の最後まで逡巡する．運命の分かれ道だ．告知を受けてから，右も左もわからない状態で治療方針を決めなくてはならない．

　がん治療の決定はケースバイケースで，何が正解というものはない．そこががん治療の難しいところでもある．医師の側からしても，手術がよいか，他の治療法がよいかは確率論であり，どれが最善かはわからない．手術は，体の一部分を永遠に失うことを意味する．手術をしたことによって逆に別の健康障害が生じる危険性もある．患者の生活状況，習慣，価値観，嗜好，考え方などと突き合わせ，双方で話し合い，納得し，治療方針を決定することになる．

　もしあなたが同じような境遇に立たされたら，どのような判断をしたらよいのか．正しい選択は何か，決断することはできるだろうか．看護職はこうした患者たちのそばにいて，どのような支援ができるのだろうか．

倫理的視点	▶人々は自己の健康状態と，治療方法を知る権利があり，また，自己決定の権利を有する．

▶人々は自己の健康状態と，治療方法を知る権利があり，また，自己決定の権利を有する．

▶自分にとって何が最善かは，当の本人にとっても明確でないときがある．

▶一人ひとりの価値観や意向を尊重し，その人にとって最善な合意形成となるように支援する．

解説　「看護職の倫理綱領」では本文 4 で，対象となる人々が自己の判断に基づき決定するために必要な支援について述べられている．看護職が対象となる人の価値観や意向を尊重し，意思決定を支援すること，その人にとって最善となるように合意形成することが重要であるとされる．しかし，何が最善かは必ずしも明らかではない．

　自己決定権は，人間社会の価値の根源は個人にあり，国や社会はこれを尊重するように努めるべきとする原理である．こうした個人（重視）主義は，他人の犠牲において自己の利益を主張する「利己主義」とは一線を画すものである．

　看護の対象は，一人ひとり異なる意向や価値観をもつ存在であることを強く認識し，その権利を支援しなければならない．また，高齢者や子どもなどのように自己の判断に基づき自分の意思を主張することが難しい場合には，代弁者の役割を担うことになる．この役割を果たすためには，患者と看護職のコミュニケーションと医療者間の相互協力が重要になる．

　エリザベス・キューブラー＝ロスは，多くの末期患者に面談し，死の受容の過程は 5 段階あることを報告している[2]．しかし，「否認→怒り→取引→抑うつ→受容」の 5 段階はすべての患者が同じように一方向にたどるわけではなく，行きつ戻りつ，また，どの段階から始まり，どの段階で終わるかも，人によって違う．

　意思決定は責任と負担の大きい行為といわざるを得ない．選択肢を集め，吟味し，決定をする．健康で冷静な人でも大変な作業を，心身共に弱っている病人や高齢者，死を前にした人が自分一人で行うのは大きな困難を伴う．ましてや，病人の気持ちはその日によって，まるでローラーコースターのように上昇したり，急降下したり，横揺れしたりするものである．人の気持ちが刻一刻と変化することは，日常的によく経験することである．死と向かい合う人が打ちのめされたり，迷ったり，悩んだり，自暴自棄になったり，時に激昂するのは当然のことである．当事者が意思決定に至るまでには，時間をかけた説明と，疑問や質問のくり返しが必要である．看護職は，この意思決定の過程で患者の側に立ち，患者を支えるのが重要な役割となる．そうすることで，患者と家族が後に悔いを残さない選択につながるのである．

5　看護職は，対象となる人々の秘密を保持し，取得した個人情報は適正に取り扱う．

要点

1. 対象の秘密を守る義務がある．
2. 対象となる人々の個人情報を保護する．
3. 他職種と情報を共有する場合には本人にその必要性を説明し，同意を得るよう努める．

解　説

「秘密」とは，①特定の小範囲の者にだけ知られている事実，②本人が他の者に知られたくないという意思をもっている，③他人に知られることが客観的にみて本人の不利益になると認められる，という3条件がそろったものをいう[1]．

1　何が個人情報にあたるのか

個人情報とは，生きている個人に関する情報で，特定の個人を識別できるものをいう．すなわち，氏名，生年月日，住所，電話番号，預金口座番号，マイナンバー（個人番号）カード，メールアドレス，SNS（ソーシャル・ネットワーキング・サービス）のID，所属団体・施設・部署名，本人画像，動画，音声など．これらが明記されている書類やデータ，メモ類はすべて個人情報保護の対象となるため，厳重に取り扱う必要がある．

看護職は，患者に適切なケアを提供するために，さまざまな情報（診断名，症状，病歴，既往歴，家族の情報，家族関係，遺伝子情報，性的指向，宗教など）を入手することになる．患者にとって，これらの情報は他人には知ら

れたくないものがほとんどである．看護職は，好むと好まざるとにかかわらず，他人の秘密に囲まれて仕事をしている．よって，看護職には，他人の秘密（個人情報）を適正に取り扱うのはもちろん，守秘（秘密を守る）義務がある．秘密保持義務は，医師，歯科医師，薬剤師，助産師については，刑法に規定されている（刑法第134条）．看護師，保健師については，保助看法に規定されている．正当な理由なく秘密を漏らした場合は，罰則の適用がある．

秘密保持義務は看護職に課せられるものであるため，看護学生などの無資格者には適用はされない．しかし，学生といえども看護職を志す者は，看護実習中あるいは講義や演習に関連した教材・資料などで得た個人情報も，秘密保持に努めなければならない．

2　プライバシーの保護

コンピュータ・データベースが普及し，一瞬にして多人数のプライバシーが社会に拡散し，侵害される危険が高まっている．プライバシーの考え方は「そっと一人にしておかれ

る権利」として 19 世紀末から欧米で発達してきた．プライバシーという英語の概念に相当する日本語がなかったため，今では「プライバシー」として定着したが，プライバシーの先進国米国では，「個人情報の自己コントロール権」と規定している．

3　個人情報とチーム医療

チーム医療における看護職の情報の取り扱いについて，対象のプライバシーの権利を保護するためには，個人に関する情報の秘密を守らねばならないが，これを他者と共有する場合には，適切な判断のもとに対応すること

が述べられている[2]．チーム医療では情報の共有が不可欠であるが，看護職は自らが把握する患者情報について，次に掲げる情報保護について慎重に検討する．

①患者の看護情報（個人情報，医療情報）は，どの範囲まで，チーム内のどういった人たちと共有する必要があるか．

②患者の看護情報は，チーム内のどういった人たちに守秘とする必要があるか．

③上記のそれぞれについて，患者の人権の尊重の観点から考えて，情報の伝達方法とプライバシー保護の方法が適切に行われているか．

事例で理解を深める

| 事例 | 個人情報とプライバシーの保護
個人情報の第三者提供の制限 ―通常対応と緊急・特例対応― |

ケース 1

A 夫婦（ともに 60 代）が朝食後に居間で話していた．

「お嫁さんが破水して入院したと夕べ息子から電話があったけど，もう生まれたかしら？」

「予定日は，まだ 3 週間も先だったよな．どうなったかね．母さん，ちょっと病院に電話してみて！」

「そうね．ちょっと待って……」

（病院に電話する）

「あの，もしもし……○○病院産婦人科病棟受付ですか？　昨夜，B（息子の妻）が破水で入院しましたが，その後，どうなりましたでしょうか？」「ああ，私は B の義理の母にあたるものですが，心配で……」「そうですか．わかりました．失礼します！」

（電話を切る）

「母さん，どうだった？」

「お父さん，教えてくれないのよ．個人情報だから，電話ではお応えできな

いんですって！」

「ええっ！ 家族のことなのに教えてもらえないのかい？」

「でも，付き添っている息子に，家から電話があったことは伝えてくれるらしいから，息子が折り返し電話してくれるでしょう．仕方ないわね」

ケース 2

路線バスが路肩を踏み外し，左に傾いたところに後ろからトラックが追突したため，バスは乗客を乗せたまま 2 メートル下の用水路に転落した．朝の通勤・通学時間帯だったので，乗客は 40 人を超えていた．ほとんどが軽症者であったが，なかには心肺停止状態の乗客も何人かいた．けが人は救急車で近くの救急病院や総合病院，外科専門病院に分散して搬送された．やがて，事故のニュースとともに自分の子どもや身内が事故に巻き込まれたことを知った家族は，けが人が搬送された病院に次々と安否確認の電話を入れた．

その際，家族などからの問い合わせに対しては，病院では収容確認だけでなく容態なども伝えることができることになっている．ただし，患者の家族であることがはっきりしない場合は，伝えられる情報が限定され，収容の確認のみとなる．災害時，緊急時の対応については，各病院での取り決めがなされていることが多い．

倫理的視点
- ▶看護職は職業上知り得た人々の秘密を守る義務を負っている．
- ▶対象となる人々の個人情報は漏らしてはいけない．
- ▶患者の個人情報をどこまで公開・共有する必要があるかは個別に考える．
- ▶通常時と災害時・緊急時の対応は分けて考える．
- ▶関連職種の人々と情報を共有する場合には，必ず本人の同意を得る．

解説
OECD（経済開発協力機構）は 1980（昭和 55）年に「プライバシー保護と個人データの国際流通についての勧告」8 原則を制定し，加盟各国に法制の標準化を促した．

- 収集制限の原則：個人データを収集する際には，個人データの主体に通知または同意を得る．
- データ内容の原則：個人データの内容は，利用の目的に沿ったものであるべきである．
- 目的明確化の原則：データを利用する際は，収集した時の目的に合致しているべきである．
- 利用制限の原則：収集したデータをその目的以外に利用してはならない．
- 安全保護措置の原則：紛失，破壊，改ざん，漏えいなどから保護すべきである．

- ・ 公開の原則：データの存在やその利用目的，管理者などを明確に示すべきである．
- ・ 個人参加の原則：個人データの主体が，データの所在や内容を確認できるとともに，異議を申し立てることを保証すべきである．
- ・ 責任の原則：データ管理者は責任を有する．

というものである．これらの原則は，世界各国の個人情報保護やプライバシー保護に関する法律の基本原則として取り入れられている．これらは「個人情報の自己コントロール権」の基準となる考え方で，わが国の個人情報保護法もこれを土台にしている．2005（平成17）年に個人情報保護法が全面施行され，医療分野でも改めてプライバシー尊重と個人情報保護が問い直されている．プライバシーは個人の権利として，個人情報保護は医療者の「守秘義務」として捉える必要がある．

---

column 「症例報告における患者情報保護に関する指針」

被験者の生命，健康，プライバシーおよび尊厳を守ることは，医療者の責務とされている．日本病理学会は，症例報告における患者情報保護に関する指針（2001年）[3]を公表し，以下の項目については，疾病の提示・理解に必要不可欠である場合を除いては，可能な限り遵守することとしている．

❶患者の氏名，イニシャル，雅号（ペンネーム）は記述しない．
❷患者の人種，国籍，出身地，現住所，職業歴，既往歴，家族歴，宗教歴，生活習慣・嗜好は，報告対象疾患との関連性が薄い場合は記述しない．
❸日付は，記述せず，第一病日，3年後，10日前といった記述法とする．
❹診療科名は省略するか，おおまかな記述法とする（たとえば，第一内科の代わりに内科）．
❺既に診断・治療を受けている場合，他院名やその所在地は記述しない．
❻顔面写真を提示する際には目を隠す．眼疾患の場合は，眼球部のみの拡大写真とする．
❼症例を特定できる生検，剖検，画像情報の中に含まれる番号などは削除する．

注意：氏名などの特定の個人を識別する情報を削除したとしても，医療・介護関係事業者内で得られる他の情報と照合することにより，特定の患者・利用者などを識別することができる場合には，その情報は個人情報に該当する場合がある．

| 6 | 看護職は，対象となる人々に不利益や危害が生じているときは，人々を保護し安全を確保する. |

要点

1. 人々の生命・人権が脅かされている時は疑義の申し立てを行う. あるいは実施を拒否する.
2. 人々に害を及ぼす可能性に常に注意を払い，安全を確保する.
3. 保健福祉関係者による不適切な治療および行為や判断に気づいた時は，放置しないで適切な保健・医療・福祉が提供されるようはたらきかける.

解 説

看護職は，多くの医療職のなかでも対象となる人々に最も近く，長く接する存在であることから，対象者の不利益や危害にいち早く気づくことができる. また，人々の生命と健康を守る専門職として，対象の自律や自己決定を尊重し，最善の利益をもたらす立場にある. 看護職が人々の不利益などを目にした際には，専門職として適切に対処すべきである.

米国の「生物医学および行動学研究の対象者保護のための国家委員会」は，1979（昭和54）年に「ベルモント・レポート」によって，基本的な倫理原則を初めて提示した. これは，人間の行動について，数多くの倫理的規定や倫理的判断の根拠となる基準であり，①人格の尊重，②善行，③正義から構成される. ベ

ルモント・レポートの執筆者でもあるビーチャム[1]は，この基本原則に無危害を加え，生命医学（医療）倫理の4原則（p.14 **表6** 参照）とした.

医療行為はそれ自体危険を伴う. 医療職も人間である以上，過ちや失敗を完全になくすことはできない. そのため，点検・確認は常に必要であり，安全確保に努めなければならない.

看護職を含む保健・医療・福祉関係者によって，患者の安全が脅かされたり危害が生じたりしている時や，看護・治療が適切に実施されていない場合には，看護師は患者を保護するために適切な行動をとらねばならない.

事例で理解を深める

| 事例 | 無危害の原則と安全の確保
医師の不適切な指示 |

　看護師は，研修医の点滴指示に対し，「通常の指示量と比べて多すぎるのでは!?」と疑問をもった．そこで，研修医に「指示は間違いではないんですか？」と確認の電話を入れた．研修医は，「ああ，それでいいんだよ．指導医の指示だよ．指示どおりにやってください」と答えた．

　看護師は疑問をもったが，「医師の言うことは正しいに違いない」「自分の思い違いかもしれない」と思い，指示のまま点滴した．ところが，結果的に 10 倍の薬剤が投与されてしまった．原因は研修医の処方入力の際の単位間違いであった．薬剤は 1mL を投与するところ，処方オーダに 1A（10mL）と入力されていた．

| 倫理的視点 |

▶看護職は人々の生命・人権が脅かされている時は疑義の申し立てを行う，あるいは実施を拒否する．

▶人々に害を及ぼす可能性に常に注意を払い，安全を確保する．

▶保健・医療・福祉関係者による不適切な治療および行為や判断に気づいた時は，放置しないで適切な保健・医療・福祉が提供されるようはたらきかける．

▶看護職として，医薬品に対する十分な知識を備える．

| 解説 |

　看護師は指示を受けて違和感を抱き，研修医に問い合わせた．研修医から指示どおりにやるように言われて，それでもまだ疑問を拭い去ることができなかった場合は，指導医に直接問い合わせるべきであった．しつこいほどの確認が医療の安全のためには必要である．

　さらに，看護師として常日頃から投薬や医療に関する知識を高める努力が必要である．知識があれば，不自然な投薬指示やあきらかに間違った分量などにも気づきやすい．医療に関する知識が多いほど，ミスや医療事故も起こりにくいからである．さらに，ダブルチェックや声出し確認・指差し確認などの安全策を習慣づけることも必要である．

　注射薬は，「mL」や「mg」などの量で入力する際に，「A（アンプル）」「V（バイアル）」など製剤の本数の単位で入力する間違いや，「mg」を「g」と単位を間違える場合が多い．入力単位を間違えると，2 〜 100 倍の誤った量の薬剤を

患者に投与することになる.

　たとえば, ソル・コーテフ注射用 100 mg を 1V 処方する際, 医師が「100V」と処方入力したが, 通常の投与は「1V」単位のため, 担当看護師がすぐに間違いに気づいた. このように, 医師が処方単位を間違えても看護師が気づいたため, 投与前に処方を修正できた事例もある.

　看護師は, 患者に対しては医師―看護師関係は職務上対等であることを認識し, 遠慮せずに自己の責務を果たさなければならない.

---

column　患者の権利に関する WMA（World Medical Association）リスボン宣言

　1981（昭和 56）年ポルトガルのリスボンにおいて, 患者の権利と責任に関して, 第 34 回世界医師会総会で採択された. そ| の後 2 度の修正を経て, 序文と 11 項目（原則）の患者の権利に対する医師の対応が定められた [2].

前文

　医師, 患者およびその上位概念の社会との間の関係は, 近年明らかな変化が生じている. 医師は常に己の善悪の判断に従って, 患者の最善の利益のために行動し, かつ, 患者の自己決定権と正当性を保証するために, 同等の努力を払うべきである. この宣言に従い, 主要な患者の権利について, 医療の専門職はこれを支持するとともに, 奨励する者である. 医師と他の人々あるいはヘルスケア提供者とその組織は, これらの権利を守り, 認めることを共通の責務とする. 法律, 政府の政策またはその他の行政機関や組織も, 患者の権利を否定するような時は, 医師はそれらを復元あるいは保証するために, 適切な手段を遂行すべきである.　　　　　　　　　　　　　　　（筆者訳）

原則（要約）

❶すべての人は, 良質の医療を受ける権利を有する.
❷患者は, 病院, 保健サービス機関を自由に選択する権利を有する.
❸患者は, 自己決定の権利を有する.
❹意識のない患者は, 法律上の権限を有する代理人から, 可能な限りインフォームド・コンセントを得なければならない.
❺法的無能力の患者は, 法律上の権限を有する代理人の同意が必要とされる.
❻患者の意思に反する処置・治療は, 例外的な事例としてのみ行うことができる.
❼患者は, 自己の情報を受ける権利を有する.
❽患者の個人のあらゆる情報は, 患者の死後も秘密が守られなければならない.
❾すべての人は, 健康教育を受ける権利がある.
❿患者は, 人間的な終末期ケアを受ける権利を有し, また尊厳を保ち, かつ安楽に死を迎える権利を有する.
⓫患者は, 宗教的支援に対する権利を有する.

7 看護職は，自己の責任と能力を的確に把握し，実施した看護について個人としての責任をもつ.

要点

1. 看護職は保助看法に定められた法的業務の範囲を超えてはならない.
2. 自己の実施する看護について説明を行う責任と，判断・実施結果について責任を負う.
3. 看護実践において業務責任と能力を超えた場合は，看護管理者やチームメイトに指導・支援を求める.
4. 安全で質の高い看護を提供するよう努める.

解　説

1 看護職の業務

　医療が高度化・複雑化し，業務はますます煩雑化している．看護職は，自分が行おうとする業務内容の本質を把握し，自身の能力がその業務を行うに十分か，責任をもてるかを常に念頭において職務に臨まなければならない．実施責任が重く問われるようになった今日では，個々の責任の重さが増しているからである．さらに，この自覚こそが患者と看護職自身を守ることになるからである．

　「自己の能力を超えている」と判断した場合には，そのことをチームの仲間に申し出て，助けを求める必要がある．そのためには，互いに助け合う・支え合うという職場文化を形成することが重要になってくる．チーム全員で看護の責任を分かちあっているという自覚と，そのために協力し合うという仲間意識に支えられれば，たとえ失敗したとしてもチャレンジが可能である.

　一方，看護職の業務は保助看法第5条により，「療養上の世話」と「診療の補助」に大別される．「療養上の世話」は看護職の独立した業務であるが，「診療の補助」は医師の指示により医療行為の補助を行う業務である．同法第37条では「保健師，助産師，看護師又は准看護師は，主治の医師又は歯科医師の指示があった場合を除くほか，診療機械を使用し，医薬品を授与し，医薬品について指示をしその他医師又は歯科医師が行うのでなければ衛生上危害を生ずるおそれのある行為をしてはならない」と明記されており，診療の補助を看護職が単独で行ってはならないと定められている.

　したがって，看護職が業務を遂行する際は，単独でできる「療養上の世話」なのか，医師の指示に基づく「診療の補助（相対的医行為）」の範囲なのか，あるいは「診療の補助」の範囲を超え，医師の指示があっても行えない「絶対的医行為」なのかを見極める必要がある．さらに，医療従事者の熟練度の不均衡とマン

パワーが限られる医療現場においては，看護職のできる範囲と行為については個々に判断する必要がある．

2 看護実践の責任と看護記録

看護実践の責任は，看護記録によって証明あるいは保障される．また，看護記録は昼夜連続する看護情報の相互の伝達手段でもある．したがって，看護記録は情報共有を通じた看護の継続性・一貫性の担保のために，看護実践を正確に記録する必要がある．また，看護記録は"看護実践の評価および質の向上を図る"ためにも必要である[1]．

一方で，看護記録の作成に時間をかけ過ぎると，看護実践に必要な時間が確保できなくなる事態が起こる．看護記録の電子化や看護の標準化・効率化，労力の軽減に努めることも重要である．また，看護記録は診療録と同様に法的証拠ともなりうる．したがって，看護実践の内容や行った時間は正確に記載する必要がある．看護記録には業務上知り得た個人の情報が多数記載されていることから，倫理的にも患者情報を正しく扱うことが求められる．

事例で理解を深める

| 事例 | 看護実践能力の研鑽と実施責任 |

失敗とチャレンジ

「いやだあ〜！」「怖いよお〜！」「ママ，お家帰る〜！お家帰ろ〜よ！」

A患児（5歳女児）の必死の叫びが小児病棟の廊下に響き渡る．生化学検査のための必要な採血であったが，やせて衰弱気味のAちゃんの血管は細くて，小児病棟勤務3年目のB看護師の行う採血は，左右の肘関節のどちらも失敗に終わった．「ごめんね，Aちゃん．もう1回チャレンジさせて．どうしてもAちゃんの血が必要なの」と，B看護師は真剣な態度で頭を下げた．

小児病棟の看護師になって数か月のCは，自分のほうが泣きそうになりながら，Aちゃんの小さな両手を握り，必死に励ました．「Aちゃん，『全集中の呼吸』だよ．鼻から吸って口からゆっくり吐くんだよ．がんばって敵を倒すんだよ」．C看護師は，子どもたちに人気の漫画の主人公の戦法をまねて声をかけ続けた．Aちゃん（とB看護師も）は，ヒック，ヒックと泣きじゃくりながらも，両目をぎゅっとつぶって，「ヒ〜！ ヒ〜！」と『全集中の呼吸』を始めた．

騒ぎを聞きつけて様子を見に来た病棟看護師長は，「深そうな血管ね，ここから奥に向かってまっすぐに刺してみて」と，B看護師にだけ聞こえるように

そっと指示した．看護師長が指さした位置から目に見えない血管をめがけて針先を進めると，血液が逆流してきた．師長は両看護師に「入って良かったね」と小さく声をかけ，「Ａちゃんの『全集中の呼吸』のおかげよ．ありがとう」とＡちゃんの涙をぬぐって，去って行った．

　泣いて逃げ出したいのを我慢して『全集中の呼吸』をしている子どもに応えるために，「失敗はしてはいけない」と強く思うＢとＣであった．Ａちゃんは，しばらくは母親にしがみついて離れなかったが，やがて普段どおりの無邪気で素直な子に戻った．

倫理的視点	

▶患者に苦痛を与えてはいけない．

▶看護職は専門職としての知識・技術について自己研鑽に努めなければならない．

▶職場の上司および同僚は，共に学び，支え合う職場文化を形成する仲間でもある．

▶実施した看護に対する責任とは，失敗したことの責任ではなく，成功へつなげるための責任と自己研鑽である．

解説	

　看護職は，自己の実施する看護については実施することの説明を行う責任と，その結果についての責任がある．しかし，最初から何でもできる人などめったにいない．プロスポーツ選手や名人といわれる職人も，何百回，何千回の練習や失敗を積み重ねることによって，優れた技能や技術が磨かれ完成するものである．

　医療専門職の人たちは，通常ゼロから何度も練習を積み重ね，実践を経て技術を身につけていくものである．その過程では，チャレンジは必須である．チャレンジ精神と失敗の許容は非常に密接な関係がある．失敗を恐れてチャレンジをしないと何も始まらない．何もしなくなれば失敗することもない代わりに，成功も学びも何も得ることができない．失敗することを過度に恐れず，次の手も考えたうえでチャレンジし，失敗から謙虚に学んですばやくリカバリをし，確実な成功につなげる．成功すれば自信がつき，失敗した場合は次の成長につながる．それが，実施した看護について個人として責任をもつということである．

　自己の能力や看護に対する責任を認識したうえで，看護実践を行う．また，自己の能力を超える看護が求められる際には，個人の自尊心や守りの姿勢を捨て，他者からの適切な指導・支援を求める責任がある．他の看護職に業務の交代を依頼する場合には，自己および相手の能力を正しく判断したうえで，実施しなければならない．

<table>
<tr><td>8</td><td>看護職は，常に，個人の責任として継続学習による能力の開発・維持・向上に努める．</td></tr>
</table>

<table>
<tr><td>要点</td><td>1. 科学・医療の進歩，社会の変化に伴う人々の多様な価値観に対応する．
2. 多様な健康ニーズに対応できる能力を保障する．
3. 看護職として常に自己研鑽に努める．</td></tr>
</table>

ステップ 1　ステップ 2　ステップ 3　ステップ 4

解　説

ICN 看護師の倫理綱領「看護師と実践」には，「読書や学習を通じて，専門職開発を追求する．知識とスキルの強化のため，継続教育の機会を求め，参加する」[1] と述べられている．患者の擁護者である看護職は，質の高い看護を提供するために，研修や学会，研究会，そのほか自主学習など，専門職業人としての自己研鑽に努めることが強調されている．

1 臨床研修等の努力義務

2009（平成21）年法律第78号により，保助看法第28条の2に「保健師，助産師，看護師及び准看護師は，免許を受けた後も，臨床研修その他の研修（保健師等再教育研修及び准看護師再教育研修を除く．）を受け，その資質の向上を図るように努めなければならない」ことが追加された．さらに，新人看護職の臨床研修や離職後の職場復帰のための研修も新たに「努力義務」として明記された．このねらいは，①新人看護職員の臨床実践能力を向上させること，②チーム医療を担う一員として，看護職員がその資質や能力を一層向上させること，③医療安全の確保と新人看護職員の早期離職を防止すること，などにあった．

なお，看護師等の人材確保の促進に関する法律においても同様の趣旨で改正が行われた．ここでは，病院などの開設者の責務として新規採用者に対する研修の実施や，看護職員が研修を受ける機会の確保のため，必要な配慮を行うよう努めなければならないことが規定された．さらに，看護職員本人の責務として，免許取得後も研修を受けるなど，自ら進んで能力の開発・向上に努めることが明記された．

法律改正によって明記された看護師の研修の「努力義務」は，国民への良質な医療・看護の提供のための事実上の義務である．

2 新人看護職員研修

看護は人間の生命に深くかかわる職業であり，患者の生命，人格および人権を尊重することを基本とし，生涯にわたって研鑽されるべきものである．ことに，新人看護職員研修は，看護実践の基礎を形成するものとして，

重要な意義を有する．新人看護職員を支えるためには，周囲のスタッフだけではなく，全職員が新人看護職員に関心をもち，新人看護職員を皆で育てるという組織文化の醸成が重要である．

新人看護職員の研修については，現時点では各医療機関に委ねられており，制度化されてはいない．厚生労働省が諮問した検討会により示された基本的な考え方（「新人看護職員の臨床実践能力の向上に関する検討会」報告書）[2] においても，国としての制度化は将来の課題として残されたままである．しかし，看護師の研修努力義務は，権利としての自己研鑽でもあるが，制度の有無にかかわらず，看護師は患者に対し安全で質の高い看護を提供する義務を果たさねばならない．それは，看護師免許を得た後も科学・技術の進歩に合わせるために継続される．

3 看護の特定行為

絶対的医行為は，医師のみが行う行為である．一方，2014（平成26）年に成立した「医療介護総合確保推進法」の1つとして「5年以上の実務経験」を有する看護師を対象として，「特定行為に係る看護師の研修制度」（特定行為研修制度）が新設された[3]．人口減少と高齢社会の進展，疾病構造の変化と医療費の増大に代表される社会情勢の変化を踏まえ，医療ニーズの高い在宅医療などの新たな医療システムを支えるためには，ケアの専門家として看護職が果たす役割が大きくなっている．医師などの判断を待たずに，すぐれた判断力や技術を有する看護師を養成するため，特定行為研修制度は創設された．

看護の特定行為は実践的な理解力，思考力および判断力ならびに高度かつ専門的な知識および技能がとくに必要とされる38行為を特定し，診療の補助の範囲のなかで看護師が「包括指示」で実施できる行為とした[4]（p.152 資料参照）．特定行為を行うための要件としては，看護師としての豊富な実務経験や養成機関における基礎医学・臨床医学・薬理学などの体系的な履修と，看護師がそれらの医行為を適切に実施しうる程度まで知識・判断力・技術を修得したかどうかについて，公正・中立に確認されることである．現行法下においては，医師の指示に基づき看護師が行った医療行為については，基本的には監督者たる医師と行為者たる看護師の双方に刑事責任・民事責任が問われる．

医療の安全と患者の安心を十分に確保しつつ，看護職の専門性を最大限に発揮させるためには，一人ひとりの看護職の能力・経験の差や行為の難易度などに応じ，医療サービスの質や患者のQOLをより一層向上させることが求められる．そのためには，看護職の教育・養成の質の向上が一層期待されるし，看護職自身の能力の研鑽や業務に対する責任の自覚が重要である．

事例で理解を深める

| 事例 | 良質な医療・看護を提供するための継続的学習
学会で得た知識の応用 |

　　A 氏（70 代，女性）は，一昨年，直腸悪性黒色腫で腔会陰式直腸切断術を行ったが再発し，再入院となった．会陰と腔にがんが露出した状態で，パッドからは強い悪臭が漏れていた．がんによる悪臭は，壊死組織に嫌気性菌が感染して，臭いが浸みだすことが原因とされる．

　　A 氏の家族は見舞いに来るたび，強い臭いを気にしてか，市販の消臭剤を複数個持ち込み，ベッドサイドに置いた．同室の患者は誰も口に出して苦情を言うことはなかったが，マスクを装着し，窓を少し開けて対処していた．

　　看護師は同室患者の環境を配慮し，A 氏を個室へ移動させることも考えたが，空いている個室はなかった．看護師は悪臭対策として，室内換気扇を連続でフル稼働させたほか，頻回のパッド交換を行い，さらに 1 日 2 回の陰部洗浄と抗菌作用の強い軟膏を患部に塗布するなどして工夫に努めた．

　　しかし，病状の悪化とともに悪臭はますます増強傾向にあったため，さらに対処する必要があった．若い B 看護師は，昨年のがん看護学会に参加した際，ある病院施設の乳がん末期患者の患部に活性炭パッドを使用し，除臭効果が高かったという発表を思い出した．学会誌を読み返し，A 氏にも試してみる価値があるのではないかと考えた．活性炭パッドは，お茶パックと薬用炭を使って B 看護師が手作りし，患部に当てた．その結果，悪臭は薄らいだ．

| 倫理的視点 | ▶悪臭は，本人だけでなく周囲の人にとっても精神的ストレスとなり，入院生活の QOL の低下を招く． |

▶同室患者は悪臭に対して，誰も不平・不満を述べることはなかったが，皆明らかに我慢をしていた．

▶看護実践にとって重要な倫理原則は，善行，無危害，正義，自律，誠実，忠誠である[5]．

▶科学・医療の最新の知識と技術を学び続ける努力が必要である．

| 解説 | 　　看護職は，患者に対するケアの義務があり，他人の益のために行動し，さらに自らの能力の維持・向上にも努めなければならない． |

　　末期がん患者はがんの進行とともに，疼痛・苦痛の増強以外にも，がん種や患者により独特の腐敗臭，滲出液・帯下による悪臭を伴うことが多い．こ

れらの悪臭は，本人はもとより同室患者や医療者にも不快感を与え，ケアを複雑にするだけでなく，人間関係にも影響を与える可能性がある．消臭対策の１つとして，芳香剤によるマスキング法があるが，病院にはそもそも特有の臭いがあるため，その臭いにさらに臭いを重ねるとかえって不快な臭いを増強させることとなる．

　看護職としての専門的な能力を維持し高めることは，専門職としての基本的務めである．専門職者は，施設における現任教育に加えて，さまざまな研修や学会などの継続学習の機会を積極的に活用するべきである．専門職の学会や研修会は，各専門分野の研究者や実践者が集まり，実践に根ざした研究成果の報告・共有・意見交換を行うとともに，看護の質向上のための最新の知識や情報を交換し，課題解決を目指す場でもある．科学・医療は日進月歩であることから，看護職は専門職である以上，さまざまな研修会・研究会に出席したり，大学院教育を受けたりして，終生の自己研鑽に努めるべきである．

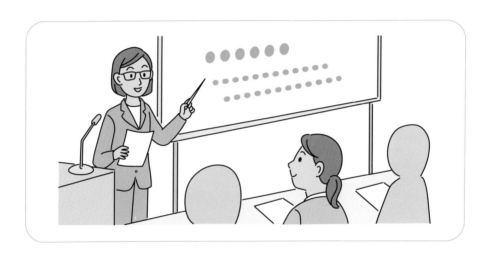

9 看護職は，多職種で協働し，よりよい保健・医療・福祉を実現する．

要点

1. 他職種も含めて，共通の「目標」と「価値」を共有する．
2. 他職種の動向を見極めながら，看護の専門性を発揮するための創意・工夫をする．
3. 自立した専門職として担当領域を明確にし，他職種と対等な関係を構築する．

解　説

1 チーム医療と情報共有

　看護職は，看護職同士のみならず他の保健・医療・福祉関係者と協働して，共通の「目標」と「価値」を共有し，最善の看護が実現できるようにそれらを維持し，相互の創意・工夫と努力によって，質の高い看護および医療の実施を目指すことが求められる．

　チーム医療推進協議会によると，「メディカルスタッフは，患者に必要な医療や情報の提供に際し，高い使命感をもち，患者の生命と尊厳を守りながら，その職務を遂行してきた」と述べ，以下のようなチーム医療に対する理念を掲げている[1]．

①患者中心の医療の推進
②高いレベルの専門性の推進
③情報共有の推進
④チーム医療の推進

　チーム医療においては，対象と関連する多職種が情報を共有し，それぞれの専門性を背景にしながら，同じ「目標」や「価値」に向けた連携が重要となる．

2 看護の専門性とは

　看護職としての専門性を語る際，当該専門職として求められる高い倫理観を明示することが重要である．看護の専門性について，ICN の定義では，「看護とは，あらゆる場であらゆる年代の個人および家族，集団，コミュニティを対象に，対象がどのような健康状態であっても，独自にまたは他と協働して行われるケアの総体である．看護には，健康増進および疾病予防，病気や障害を有する人々あるいは死に臨む人々のケアが含まれる．また，アドボカシーや環境安全の促進，研究，教育，健康政策策定への参画，患者・保健医療システムのマネジメントへの参与も，看護が果たすべき重要な役割である」[2]と述べられている．

　看護職には，ケアの専門家として，その中心的な存在として多職種協働を機能させるために高い倫理観と信頼性が求められている．

3　他職種との連携における看護職の役割

　看護職は，自立した専門職として，保健・医療・福祉を支えている専門職間の調整役として，他専門職との協働関係の形成に努め，各専門職の専門性が最も効果的に機能するような関係性を構築し，各専門職の能力が最大限に発揮できる環境づくりに努める役割が求められている．

　川崎医科大学附属病院（岡山県）では，「医師と多職種の信頼関係を基盤に看護師がリードするチーム医療」の実践を行い，大きな成果が得られたことを発表している[3]．その内容は，関節リウマチ診療に携わるスタッフ間での試みである．関節リウマチ診療では，生物学的製剤の登場とその種類の広がりによって，患者へのより高度な説明力が求められるようになっている．それを実現するためには，多職種が効果的・効率的に職務を分担し，チームとして患者に接する体制が不可欠だとして，臓器・機能別センター制を導入することでリウマチ・膠原病科と皮膚科や整形外科との一体的な診療を可能にし，実績をあげている．その要として，多科・多職種の院内連携の核となったのが看護師だとしている．

　そのための組織改革として当該病院では，従来の医師を頂点とした医療体制から，看護師が中心となって多職種と協働することで効果的なケアの実現につながったとしている（p.26 ～ 27 **図4**，**図5** 参照）．

事例で理解を深める

事例	夫の臨死状態を妻に伝える判断
	患者家族の希望と医療者としての支援

　自営業を営む50代の夫婦の家が全焼し，夫婦は熱傷のためA病院に搬送された．妻のB氏は軽度熱傷であったが，夫は重度の熱傷で意識はなく，生命予後は2 ～ 3日とされた．B氏は，今後の生活のことを心配して不安も大きく，危機状態に陥っていた．

　B氏は，夫が予後2 ～ 3日であることをまだ知らされていない．知らせを受けて駆け付けた30代の娘は，「母が今父に会うと，母のショックは大きく，あえて父の状況を知らせないでほしい」と医療者に希望していた．しかし主治医や受け持ち看護師は，妻に夫の状況を知らせないことの是非について葛藤し，医療者としてどのようにはたらきかけることがB氏にとってよいのかを，リエゾン専門看護師（CNS）に相談した．

　看護師は，精神科医，臨床心理士とも連携し，B氏との面接の場を設けた．精神科領域での既往の有無など，これまでの生活のなかでのストレス対処などについて聞きとることで，真実告知をした際の反応と適応の予測を行うととも

ステップ1
ステップ2
ステップ3
ステップ4

に，夫の状況の説明に向けた対応について，臨床心理士にもかかわってもらいながら，看護支援を行った．その結果，現状でのB氏の不安は，突然のストレスに対する一時的反応性のものであり，自分の行為を決定し実行する判断力は十分にあると臨床心理士の判断もあることから，夫の現状を正確に把握し，今後の過ごし方をB氏自身で選択することが，夫との死別の悲嘆を和らげられる最も必要なことと判断した．

　その後，主治医や関係する看護師チームともカンファレンスを行い，B氏の自己決定権を尊重・擁護することが，知らせないことの不利益に勝ると判断し，それらを家族や医療チームで共有しながら看護支援を行っていくことを決定した．

| 倫理的視点 | ▶専門看護師（CNS）は看護師と密接に情報交換を行い，専門的知識を提供する．
▶自己決定権を尊重し，擁護することの重要性を確認する．
▶対象や他の専門職と情報を共有し，同じ目標に向けたチーム医療を実施する． |

| 解説 | 　B氏の心理的特性について娘から情報収集できたことは，看護計画上非常に大事であり，かつ，B氏の自己決定を促す時期や方法を検討するためにも重要であった．特に今日のように，看護の専門性が高まるなかで，精神面でのケアに精通しているリエゾン専門看護師に相談したことは，適切な看護支援を進めるためには重要である．
　また，精神面の観察情報に関しては，看護職同士のみでなく，関連した医療スタッフとの共通の認識に基づいた対処や目標設定が重要となるため，多職種との十分な情報共有と連携が，B氏のその後の回復過程において非常に有効となる． |

10 看護職は，より質の高い看護を行うために，自らの職務に関する行動基準を設定し，それに基づき行動する．

要点

1. 質の高い看護の実践・教育・研究・管理についての行動基準を設定し，自主規制する．
2. 組織の役割や特性を最大限に生かすことのできる基準を設定し，実施する．
3. 各基準の設定は，個人行動ではなく，組織の一員として，より質の高い看護を目指す．

解 説

1 看護職の行動基準

　看護職が担当する職務にかかわる行動基準を設定・順守し，自主規制を行うことは，専門職として必須事項である．基準には大きく4点が挙げられる．「実践の基準」「管理の基準」「教育の基準」そして「研究の基準」である．

a 実践の基準

　看護の内容や方法などを規定することによって，高度医療環境における質の高い看護技術を共有することである．

b 管理の基準

　提供される看護の場に応じた適切な組織化，資源管理，環境整備，質保証のためのプログラムを規定し，要求されている看護実践を効果的・効率的に機能させるために必要となる．

c 教育の基準

　日進月歩に変化する専門知識を得るための看護職の育成に向けた，現任教育・継続教育などのプログラムを規定し，実践能力を向上させることである．

d 研究の基準

　研究内容・研究方法・研究成果の提示に関する手続きなどを規定し，常に最新のエビデンスに基づいた看護実践への提供を実現することである．

＊

　このような行動基準の作成は，組織的に行い，個人としてあるいは組織人として，これらの基準を満たすよう努めなければならない．またこれらの行動基準は，社会の変化や人々のニーズの変化に応じて，適宜改訂され，実行性の高いものとして機能するよう重要な位置づけにある．

2　「看護業務」の基準化

　看護実践において業務基準を作成していくことは，看護倫理に基づく業務範囲を明確化するとともに，あらゆる健康レベルの人々が看護実践の対象であることを明確化するうえで重要である．看護実践は，保健・医療・福祉領域で広く展開されており，対象は個人・家族・集団・地域社会など広範囲である．これらの複雑で広範囲な実践を効果的に行っていくためにも，看護業務の基準化が重要となる．

　看護業務基準とは，看護職の責務を記述したものであり，看護実践の行動指針および実践評価を客観的に提示することを可能とするものである．その内容は，看護という職種の価値観と優先事項とを明文化し，具現化することにつながる．そのため，看護業務の基準化は，保助看法で規定された，すべての看護職に対する看護実践の要求レベルを示すものでもある．

　看護業務の基準作成にあたっては，看護実践の内容，看護実践の方法，および継続的かつ一貫性のある看護実践を提供するための組織化が重要とされる．さらに，その組織化では，理念をもたなければならない．設定した理念に沿った看護業務の基準化は，その時代の社会的な要請や当該施設・組織の目標に合わせて具現化され，その業務範囲は明確となる．これらの検討は厚生労働省の審議会委員のなかでも行われ，「新たな看護のあり方に関する検討会」として，今日の看護業務の基準化への出発点となった[1]．

3　質の高いケアを目指したキャリア開発

　キャリア開発とは，教育・研修制度と異動・配置制度を組み合わせ，各組織の理念や目標に合わせたキャリア・ディベロップメント・プログラム（Career Development Program：CDP）によって実施される，人材育成方略である．

　看護管理組織においては，専門職業人として患者中心の質の高い看護を提供し，社会貢献できる看護職を育成することを目的として，各組織の特性を生かしたCDPが策定され，実施される．各看護管理組織が策定するキャリア開発は，単に看護職の人材育成にとどまらず，一人ひとりの看護職が，ライフサイクルに応じて自分らしくイキイキと仕事に取り組み，力を発揮できるようにバックアップすることを優先したプログラムが職業特性上の特徴とされる．

　看護職のキャリア開発では，自らの課題を見出し，それに取り組むことによって，専門職として求められる能力の開発と，一人の人間としての成長につなげられるプログラムが求められる．その1つとして，「キャリア開発ラダー」という手法が看護のCDPには多く活用されている．この手法の原点は，『ベナー看護論』の「初心者」「新人」「一人前」「中堅」「達人」の理論を参考に，臨床看護実践能力（看護実践能力，役割遂行能力，教育・研究能力）の指標を示し，看護職個々人のライフサイクルに合わせてキャリアプランを主体的に選択し，自主的な成長への意欲とキャリア開発の動機づけができることを目指すものである．

事例で理解を深める

事例　看護基準の軽視への対応
形骸化した確認行為の是正への取り組み

異常なし

　A病院での輸血時のマニュアルでは,「輸血開始前後および, 開始後の5分後, 10分後, 15分後にバイタルサインのチェックを行うこと」と, 当該技術の基準化が行われていた.

　しかし, 看護記録の輸血時のチェック表には, 血圧の数値は記録されておらず,「異常なし」とだけ記載するようになっていた. マニュアルに従うのであれば, 記録票には, チェックしたバイタルサインの値を記載することが必須である. たとえそれが正常値であったとしても, チェックした情報は正確に記録に反映しなければならない.

　A病院の看護管理者は, このような事実が, 他の基準においても慣習的になされている事実を調査・把握し, その他の技術基準についても順守されているかどうかについて, しっかりと監査し, 正確に実施されているかの判断の基準を策定した. さらに, 基準化された技術行為の妥当性（エビデンス）の認識があるかについても調査を行った.

　その結果, 看護師たちは基準化された行為は行っているが, 根拠の認識が薄いことが明らかとなった. このことは, 根拠に基づく看護実践行為にも通じることから, 看護部は, 基準化の必要性や妥当性を把握するための教育・研修を企画し, 基準化された事項の行為のみではなく, エビデンスを修得できる教育プログラムを導入し, キャリアシステムの構築を目指すことになった.

倫理的視点
- ▶看護倫理に基づいた看護業務の基準を作成する.
- ▶専門職として技術提供するための基準化された業務内容や妥当性を認識する.
- ▶看護業務の基準化を順守していくための教育や研修を企画し, 実施する.

ステップ1

ステップ**2**

ステップ3

ステップ4

解説

　看護業務の基準化や行われている看護技術の妥当性の認識は，専門職としての倫理観を具現化できる最も重要な部分である．そのためには，看護管理組織による組織構成メンバーに対する自己成長の支援は重要な営みとなる．そのための要となるのが，組織の教育理念や教育目標を具現化することであり，それらに沿ったキャリア開発の具体的な方向性と，それに沿ったキャリア開発ラダーのような，具体的な成長戦略の明示と実施である．

　上に挙げたものはすべて，組織内部のみでの実施が困難なことが多いことから，組織外で実施される看護職能団体などの研修プログラムの積極的な活用や，関連専門職との共同の組織内研修などの実施も重要となる．

　また，看護管理組織は，教育や研修を実施するばかりでなく，それらの成果を確認するための評価システムも重要な営みとなる．事例に示すように，基準に準じることのみが妥当ではなく，技術の進歩に応じた評価システムの運用実施も同時に行っていくことが，重要である．

column　法律で品位の維持を義務づけられている職業

　以下のような専門職は法律で自らの品位の維持を義務づけられている．（**表**）

表　品位が示されている法の条項

職　業	法　律	職　業	法　律
医師	医師法第7条	行政書士	行政書士法第10条
歯科医師	歯科医師法第7条	社会保険労務士	社会保険労務士法第1条の2
薬剤師	薬剤師法第8条	公認会計士	公認会計士法第1条の2
保健師	保健師助産師看護師法第14条	宅地建物取引士	宅地建物取引業法第15条の2
助産師		建築士	建築士法第2条の2
看護師		弁理士	弁理士法第3条
自衛隊員	自衛隊法第58条	全国通訳案内士	通訳案内士法第32条
弁護士	弁護士法第56条	土地家屋調査士	土地家屋調査士法第2条
司法書士	司法書士法第2条	税理士	税理士法第37条

11 看護職は，研究や実践を通して，専門的知識・技術の創造と開発に努め，看護学の発展に寄与する．

要点	1. 最新の知見を活用して看護を実践する． 2. 新たな専門的知識・技術の開発に最善を尽くす． 3. 研究や実践に基づき，看護学の発展に寄与する．

解 説

1 看護研究の推進と専門知識の実践応用

看護職は，最新の知見を活用し，看護を実施するとともに，質の高い看護が提供できるように，研究活動によって得られた新たな知見を，専門的知識・技術の開発に結びつくように最善を尽くすことが求められる．開発された知識・技術の蓄積により，エビデンスが保障されている実践が導かれ，今後の看護学の発展にも貢献できる．

看護学に資する研究を遂行する際，①研究対象となる人々が不利益を受けない権利，②情報を公開する権利，③自分で判断する権利，④プライバシー・匿名性・機密性を守る権利，を保障するよう努めなければならない．そのためには，研究倫理に精通した委員構成による，研究倫理審査委員会を設置することが求められる（詳細はステップ4を参照）．

2 研究成果の実践応用と看護学の発展

これまで看護研究は，看護の学問としてのあり方を模索しながら，「看護とは何か」「看護の専門性とは」について，多くの理論家たちがさまざまな検討を重ねてきた．これらの検討の多くは抽象度が高く，なかなか看護実践への還元までには至ってこなかった．

しかし近年では，これらの理論の実践的な応用技術が多く開発されるようになり，看護の独自の視点の具現化が進んでいる．これらの動きは「セルフケア理論」「病みの軌跡モデル」「モースの病気体験の理論」「危機理論」「ストレス・コーピング理論」「自己効力感」などの理論に代表される，看護支援方法の開発と看護研究における中範囲理論，および小範囲理論の推進である．

看護の理論化は，一般的に大きく3つに大別できる．抽象度が高く，全領域にわたる理論化である「広範囲理論」，各領域やその専門性を扱った理論である「中範囲理論」，および実践により近い痛みや不眠，不安などを扱った「小範囲理論（狭範囲理論）」である．

今後の看護学における研究は，中範囲理論の開発研究による看護独自の視点による判断の方向性を具現化する手法や尺度の開発に加え，より実践レベルに近い看護理論である小範囲理論に基づく研究が，実践の学問として

の看護学の発展につながっていくものと期待
される.

事例で理解を深める

事例　看護研究やケア継続に役立つデータベースの構築
電子カルテの活用

　医療技術の進歩は目覚ましく，その情報量も増えている．A病院では電子カルテが導入され，多職種間の医療情報の共有化を目指してデータベースが構築され，記録を行っている．しかし，データベース上のデータは蓄積しているものの，その利用は過去のデータの活用というよりは現時点での情報の共有にとどまっており，データがこれから行う治療や看護に効果的に活用されていないことが指摘された.

　そこでA病院ではシステムエンジニアを雇用し，過去の看護実践の成果を効果的に活用することを目的として，近接事例をキーワード検索で抽出できるシステムを構築し，過去の事例の成功例や失敗例を瞬時に引き出すとともに，それらを参考にしながら，現在の看護実践の計画に役立てることのできる新たな看護実践を開発する事例データベースを構築・導入した.

　さらに，それらの成果について看護系学術集会などで積極的に発表を行い，事例集積システムが看護課題の解決に導く1つの方法として，看護学の発展に寄与しうることを示した.

　またA病院では，在宅医療が進むなかで，専門職同士の情報共有は今後の大きな課題であることから，退院する患者の医療情報が地域においても生かされるように，多職種共通の情報基盤づくりに着手し，効果的な継続看護への取り組みを始めることとなった.

　こうした取り組みのなかで，電子化された個人情報の保護，さらには情報の取り扱いに関する取り決めなどが，今後の検討課題として挙げられた.

倫理的視点
▶多職種間の医療情報の共有と，セキュリティに配慮した効果的な活用を行う.
▶研究倫理に配慮して新たな看護支援方法を研究・開発し，その成果を公表する.
▶個人情報の取り扱いに関する取り決めを行う.

解説　　　看護の研究成果を実践で活用していくための倫理上の大きな課題として，対象の人権やプライバシーの保護が挙げられる．特に患者情報の電子化によって，情報セキュリティは法的整備も含めた今後の重要課題である．

　　より多くの職種間での情報の共有化は，情報漏洩に関する十分な配慮と，システム上の整備が必要である．それと同時に，電子化された情報を扱う専門職自身の情報リテラシーも求められる．そのためには，システムエンジニアによる十分な情報管理体制の充実と，情報にアクセスすることのできる専門職に対し定期的な研修を実施することが重要である．

　　さらには，専門職同士での新たな看護支援方法などの共有に際し，研究成果を公表し，専門性の発展に寄与することは，看護学の発展にとって重要なことである．しかし，研究成果を公表することによって，対象となった個人の人権やプライバシーへの配慮が，倫理上において問題となる場合が多々ある．研究成果の公表の際には，研究倫理に対する十分な配慮も重要となる．そのためには，研究倫理審査委員会などで，研究成果公表のための倫理審査が必要である．

---

column **患者の権利宣言案（1984年10月14日）**

　　1981（昭和56）年，ポルトガルのリスボンで行われた世界医師会（WMA）第34回総会において「患者の権利に関するWMAリスボン宣言」が採択され，患者の権利に関する国際標準として広く受け入れられようになった．わが国においては，1984（昭和59）年10月14日，患者の権利宣言全国起草委員会により「患者の権利宣言案」が発表され，以下に示す患者に認められる6つの基本的権利が具体的に明記された．詳細については https://www.iryo-bengo.com/pdf/declaration.pdf で全文が閲覧できるので参照されたい．

❶個人の尊厳
❷平等な医療を受ける権利
❸最善の医療を受ける権利
❹知る権利
❺自己決定権
❻プライバシーの権利

12	看護職は，より質の高い看護を行うため，看護職自身の ウェルビーイングの向上に努める．

要点	1. より質の高い看護を提供するために，自らのウェルビーイングを保つように努める． 2. 仕事と生活の調和（ワーク・ライフ・バランス）を保ち，良好なメンタルヘルスの維持に努める． 3. 労働条件を改善し，職場環境を快適にする．

解　説

　長年，看護職は奉仕の名のもと，自らの人生・生活を顧みることなく，人々への献身を求められてきた．近年，看護職の就業場所は医療施設（病院・診療所）だけでなく介護・福祉分野などへと拡大していることや，急速な超少子高齢社会の進展に伴い，看護職として就業する若年者の絶対人口が減り続けているため，看護師不足が大きな問題となっている．さらに，人口構成や疾病構造の変化，科学・医療技術の進歩，人々の価値観の多様化などにより，看護師が担わなければならない仕事の質や内容も変化している．また，24時間の介護・ケアを必要とする患者が生活する医療・福祉施設では，夜昼なく連続してケアの提供が求められるため，交代制（または当直制）をとらざるを得ないなど，長時間の緊張を強いられることになり，総じてストレスフルな労働条件や職場環境となることから，看護職の労働環境は快適とはいい難い．

　しかし，改めて指摘するまでもなく，ケアを提供する側も心身ともに健康でなければ，人々の安全を守ることはできないし，看護の質を保障することもできない．

1　ウェルビーイング

　1948（昭和23）年の世界保健機関（WHO）憲章において，「健康とは，病気ではないとか，弱っていないということではなく，肉体的にも，精神的にも，そして社会的にも，すべてが満たされた状態にあることをいう．（Health is a state of complete physical, mental and social well-being and not merely the absence of disease or infirmity.）」[1] と定義された．この時用いられた「ウェルビーイング：すべてが満たされた状態」という単語は，"身体だけでなく，精神面も社会面も含めた新たな健康"を意味する単語として採用された．わが国では適訳が見つからなかったために，原語のウェルビーイングを用いている．

　看護職が身体だけでなく，自らの精神的健康を維持し，社会生活の面でも健康的に働くためには，職場の人間関係や看護組織・体制が重要である．また，看護職の実践の場に

はさまざまな危険が伴う．そのため，すべての看護職が安全な環境で働くことができるよう，個人と組織の双方が取り組まねばならない．

2　ワーク・ライフ・バランス（仕事と生活の調和）

わが国の社会は，人々の働き方に関する意識や環境が社会経済構造の変化に必ずしも適応しきれず，仕事と生活が両立しにくい現実に直面していることから，内閣府は，仕事と生活の調和と経済成長は車の両輪であるとして，仕事と生活の調和（ワーク・ライフ・バランス）憲章を制定した[2]．

ワーク・ライフ・バランス（Work Life Balance：WLB）は，働くすべての人々が，「仕事」と育児や介護，趣味や学習，休養，地域活動といった「仕事以外の生活」との調和をとり，その両方を充実させる働き方・生き方をいう．

誰もが意欲と能力を発揮して，かつ，やりがいや充実感を感じながら働き，仕事上の責任を果たす一方で，子育てや，家族，生活，自己啓発などにかかる個人の時間をもてる健康で豊かな生活ができるように，社会全体で仕事と生活の双方の調和を実現しなければならない．

医療を担う看護職は全体では女性が多く，職業と個人の生活の両立を図るためには，結婚・出産・子育てがしやすい社会環境および職場環境が整えられていなければならない．交代制勤務を保障するための社会の仕組みがなければ，個人や家庭の負担が大きくなり，働き続けたくてもあきらめざるを得ない．

そのためには，自身の健康管理をしっかり行い，特に看護職が陥りやすいストレスや燃え尽き症候群を予防・緩和するために，職場や私生活での労働と休息のバランスを保ち，ストレスマネジメントをしっかり行う必要がある．

3　看護職の心身の健康状態

日本看護協会は，保健・医療・福祉をとりまく状況を正しく理解するため，独自の調査を定期的に行っている．看護職員実態調査は，看護職員の労働条件や意識などの実態について，多角的かつ継続的に把握し，看護職員の労働環境の改善などに関する政策提言の基礎資料とすることを目的として，4年ごとに調査されている．

最新の調査[3]は，2021年10月〜11月に行われ，回収数は5,201例，有効回収率は35.5%であった．調査によって以下が明らかになった．

- 病院勤務の正規雇用職員（フルタイム，非管理職対象）の勤務形態としては，「2交代制（16時間以上の夜勤）」が最も多く41.4%，「3交代制（変則3交代制を含む）」は18.3%であった．
- 正規雇用のフルタイム勤務者のうち，1か月間の超過勤務の平均は17.4時間であった．申告した時間外労働は平均8.7時間であったが，36時間以上の者も2.3%であった．
- 正規雇用職員（フルタイム）の週休形態は，「4週8休制」が最も多く48.9%，次いで「完全週休2日制」31.5%となっていた．
- 各年度に付与された所定有給休暇日数に対する実際の取得日数（有給休暇取得率）は，正規雇用職員（フルタイム・勤続6か月以上）では「20.0〜39.9%」が25.6%，「80.0%以上」が25.0%で，平均取得率は64.7%であった．

ステップ **1**

ステップ **2**

ステップ **3**

ステップ **4**

- 2019年の調査[4]によれば，看護職員が考える働き続けるために必要な条件としては，「業務が終われば周囲に気兼ねなく帰ることができる」「定時で終えることができる業務である」「時間外労働が少ない」「連続した休暇を取得できる」「必要時雇用形態が変更できる」「看護ケアに十分な時間が確保できる」「仕事量に見合う賃金の保証」「職場の人間関係がよい」などが挙げられた．

4　看護の質確保と医療安全

　これまで看護職は"白衣の天使"と称され，博愛精神で病人に尽くす人であり，自らの都合や生活より職業としての看護を優先するのが美徳と思われてきた．しかし一方では，人々の医療に対する価値観の変化や患者の権利意識の向上によって，「患者―医療者関係」は，相互信頼に根ざした病に立ち向かう対等なチームメンバーの関係というよりは，金で医療サービスを買う消費者と，医療というサービスを提供する売り手との商取引の関係になってきた．さらに，サービスである以上，提供する看護の質と量が問われるようにもなった．患者は種々の課題を抱えており，とりわけ，生命や生活にかかわるストレス状況下においては，わざと他人を困らせるような言動をとったり，執拗な要求やクレームをくり返したりすることがある．しかし，患者に人権があるのと同様，働く看護職にも人権がある．患者から理不尽な要求や身体的な暴力あるいは言葉による暴力を受けた時は，それが病からくる言動であり，それを受け止めるのが看護師の仕事だからと自己処理せずに，看護組織として看護師を守り，対処する必要がある．

　また，患者の安全を確保するには，看護職個人の努力や配慮だけでは限界がある．安全な医療を提供するためには，業務の質や量に見合う適切な人員配置や勤務状況の整備が必要となる．

事例で理解を深める

事例　看護職にとって就業継続が可能な働き方とは
若い看護師の死

　国立系の専門病院に勤務していたA看護師（20代）は，くも膜下出血で倒れて同病院に緊急入院したが，治療の甲斐もなく1か月後に死亡した．同病棟では，業務多忙で欠員もあったことから，残業が日常的に行われており，17時終了予定の日勤を終えた後，残業が続いたためにその翌日にあたる0時からの深夜勤までの間隔が，3時間半ほどしかないことも稀ではなかった．Aは，十分な休養が確保できないまま次の勤務に入らなければならないなど，不規則な勤務によって睡眠障害の状態にあったことも関係して，くも膜下出血となった．

　国の使用者責任を求めた民事訴訟では，最高裁が「上告不受理」と決定し，

　国の「安全配慮義務違反」を認めなかった．しかし，行政訴訟では，「Ａの業務は量的な過重性に併せ，質的な面からみても過重であり，くも膜下出血の発症には公務起因性が認められる」と認定された．

倫理的視点

▶同病棟では，業務多忙で欠員もあった．

▶勤務と勤務の間隔が 3 時間半しかなかった．

▶日勤を終えた後，ほとんど休養できない状態で夜勤に入っていた．

▶不規則勤務による睡眠障害の状態にあった．

▶業務が量的・質的にみて過重であった．

解説

　看護職の持続可能な働き方とは，すべての看護職個人が健康で安全に専門職としてやりがいをもって働き続けられることであり，組織が個人の多様な属性などに応じて，それぞれの持続可能な働き方を実現させるための方策を立てる必要がある．

　2019 年の看護実態調査では，看護職個人の持続可能な働き方に関連する基本的な 4 要因として，①夜勤負担，②時間外労働，③暴力・ハラスメント，④仕事のコントロール感が抽出された[5]．これら 4 つの要因が良好な状態になると，看護職個人の職場に対する評価が高まり，それが看護職個人の持続可能な働き方（就業継続意向や仕事・生活満足度，健康の維持・向上）に良い影響を及ぼすと考えられている．時間外勤務の持続は，心身の健康を害する．看護職が不健康な状態で看護することは，患者の安全を脅かすことになる．

　「働き方改革」は，働く人々が個々の事情に応じた多様で柔軟な働き方を，自分で「選択」できるようにするための改革と定義されている[6]．また，この多様な働き方を選択できる社会を実現することで，働く人一人ひとりがより良い将来の展望をもてるようにすることを目指している．この課題の解決のため，関係法律が整備されている．

13 看護職は，常に品位を保持し，看護職に対する社会の人々の信頼を高めるよう努める．

要点

1. 専門職としての誇りをもち，「品位」を高く維持するように努める．
2. 専門的知識・技術とともに誠実さ，礼節，品性，清潔さ，謙虚さなどに支えられた言動を身につける．
3. 看護の社会的使命と社会的責任を自覚し，人々の信頼を損なうような行為をしない．

解 説

1 専門職としての品位

親切，誠実さ，礼節，品性，清潔さ，謙虚さは，看護職に望まれる道徳的人格を表している．しかし，看護職に求められる徳目は時代とともに変化していく．サラ・フライ[1] は，看護実践における道徳的判断を支える倫理原則として，自律，善行，正義，誠実，忠誠の5つを挙げている．看護倫理には，医療倫理の4原則（自律尊重，善行，無危害，正義）のほかに「誠実」「忠誠」が加わった．

品位とは，気品や品格，人品などといい，その人や物に備わっている，また感じられる好ましい感じであり，外面にまでしみ出すものである．看護師は，社会または看護を必要とする人々からの尊敬や信頼を得るよう，誠実さ，礼節，品性，清潔さ，謙虚さなど，社会的常識を十分に養い，看護を提供する専門職としての品行を高く維持するよう努めることが要求される．身だしなみや言葉づかいはもとより，マナーや立ち居振る舞い，周囲へ

の気づかい，気配りなど，自律的行動が品位の醸成につながる．外面的な見た目も品位には欠かせないが，態度や言葉づかいなどの内面も重要である．自らの不完全さを自覚し，常に己を省みて，他者の立場に立って考え，行動する．他者に対する配慮，思いやりができ，信頼を裏切らない．私利私欲に走らない誠実さが必要である．

2 品位と誠実

「誠実」とはうそ偽りがないこと，私利私欲を交えないで行動することである．「誠実に業務にあたる」ことは，仕事に対して誠実であることで，ごまかしたり，うそを言ったり，個人的な利益や利害関係を優先して行動しないことである．人の気持ちを考え，周囲の人に対して気づかう姿勢こそが大切であり，これは日々の修練によって体得される．人の成長には，技術を磨くスキル面と，心を磨くスキル面とがある．技術は目に見え，結果も得やすいが，看護師としての心の持ちよ

うは他者からは見えにくい．しかし，技術を　　ある．
発揮する際にも心のありようは伝わるもので

事例で理解を深める

事例	看護師の態度：誠実，礼節，気づかい，人間尊重
	意識不明状態の患者を支えた看護師たち

　「気がついたら，私は病院のベッドの上だった．話したくても声が出ず，自分の手足を動かすこともできず，毎日白い天井の一点を見つめるだけ，そんな絶望的な状況のなかで，ただあなた方の声だけが私の生きる希望だった」

　脳幹部の梗塞で倒れ，意識不明，四肢麻痺の状態で搬送された A 氏が，退院後，数か月ぶりに外来受診のついでに脳外科病棟のスタッフステーションを訪ねた時の言葉であった．

　入院後，主治医からは A 氏の意識と麻痺の回復は難しいことが家族に告げられた．A 氏の刺激に対する反応の低下状態は続き，当然，言葉で反応することはなかったが，時には目を開き覚醒しているように感じられることもあった．

　看護師たちは細心の注意を払って観察を続け，毎日のケアを怠らなかった．また，清拭，口腔ケア，手浴，体位変換などの看護ケアを行う際には，A 氏にも家族にもこれから何をするかを説明し，丁寧に心をこめて行い，ケアの後には必ずねぎらいと終了の言葉をかけた．A 氏が，昨日と少し表情が違う，目が反応している，とわかった時の感動は看護師たちにとっても大きかった．「意識がないなら，どうせ説明してもわからないだろう，こちらの声は届いていないだろう」，そう思っていたら声はかけない．ただ，ケアを義務的に行うだけである．看護師たちの人間尊重の態度と患者に誠実に向き合った成果が結実したエピソードであった．

倫理的視点

▶ 看護師は意識のない A 氏に対しても，ケアの前には常に説明し，話しかけ，ケアが終わればねぎらいと終了の言葉をかけるなど，物体にではなく生きている人として，心を込めて大切に接している．

▶ 看護実践にとって重要な倫理原則は，善行，無危害，正義，自律，誠実，忠誠である[2]．

▶ 看護師は「善行の原則」「誠実の原則」を遵守し，プロフェッショナルとしてケアを行っている．

ステップ
1

ステップ
2

ステップ
3

ステップ
4

| 解説 | 品性の根幹は相手に対する思いやりであり，かつ，いかなる状況においても思いやりを抜きに相手に接することはできない．意識のない人に接する際にもただ物体として，何もわからない人として接するのではなく，生命の尊厳を守る態度で接する．それこそが看護職の品格である． |

一方，保助看法第14条では，保健師・助産師・看護師は「品性」を損するような行為があった場合は，厚生労働大臣は，次に掲げる処分をすることができるとされ，年間複数の看護職が対象となっている．本条での品性とは，法に抵触する犯罪，不正などを指す．

一．戒告

戒告は「将来を戒める」という位置づけの処分であり，免許取り消しや業務停止のような制限を設ける処分ではないが，行政処分であることには変わりなく，処分歴として記録される．

二．3年以内の業務の停止

行政処分として下される業務停止処分は最長で3年と定められている．処分の対象となる行為は，道路交通法違反，暴力的不良行為，建造物侵入，麻薬の不法譲渡や不法所持など．

三．免許の取り消し

看護師の受ける行政処分のなかで最も重い処分である．処分の対象となる行為は，危険運転致死，窃盗，詐欺，ストーカー行為，名誉毀損など．

| column | 信用（＝信頼）のある看護師とはどうあるべきか |

看護師はすべて信頼される人でなければならないと覚えておくべきである．

看護師はいつなんどきそういう状況に身を置くことになるかわからないのだ．看護師はうわさ好きやくだらないおしゃべり屋であってはならない．自分の患者についての質問には，それを尋ねる権利のある人以外には答えてはならない．言うまでもない

ことだが，あくまでも冷静で正直でなければならない．しかしそれ以上に，信仰に篤く献身的な女性でなければならない．自分の職業を尊重しなければならない．なぜならば，神の貴い贈り物である生命がしばしば文字どおり彼女の手に委ねられているからである．

フロレンス・ナイティンゲール：看護覚え書き―本当の看護とそうでない看護（小玉香津子，尾田葉子訳），日本看護協会出版会，2019 より

14 看護職は，人々の生命と健康をまもるため，さまざまな問題について，社会正義の考え方をもって社会と責任を共有する．

要点

1. 人々が，健康で文化的な生活を享受する権利を擁護する．
2. 保健・医療・福祉活動を通して，環境破壊を防止し，保護する責務を果たす．
3. 病院や施設での社会的入院・入所に向けた対処について，社会と責任を共有する．

解　説

1 健康で文化的な生活を享受する権利の擁護

　日本国憲法では，第25条1項において「すべて国民は，健康で文化的な最低限度の生活を営む権利を有する」と定め，日本国民における生存権が保障されている．この生存権の記述は，当初，連合国軍最高司令官総司令部（GHQ）の草案にはなかった．しかし，当時の衆議院議員の森戸辰男による発案によって，第25条として盛り込まれた．

　「生存権」とは，万人が生きる権利をもっているという信念を表す語句である．死刑，戦争，妊娠中絶，安楽死などの社会問題を議論するにあたって，重要な争点となる．国連の世界人権宣言の第2条においても，市民的及び政治的権利に関する国際規約（国際人権規約自由権規約）の第6条1項において，「人はすべて，生まれながらにして生きる権利を有する．この権利は法によって守られるべきである．誰もこの権利をみだりに奪ってはならない」と明記され，国連の全加盟国においても法的に強制できる権利となっている．

　人の生死にかかわる場で働く看護職においては，生存権の保障とのかかわりが大きい．特に看護職の過重労働などとともに，弱い立場にある病者に対する生存権の保障問題が議論されることが多い．

　特に近年では，在宅医療における看護業務の役割拡大が喫緊の課題になっているなかで，対象となっている患者の生存権に対して，看護職がどこまでの責任をもって在宅医療の現場で治療的にかかわることができるかなど，解決していくべき課題は多い．

2 環境破壊を防止し保護する責務

　看護職は，人々の健康を保持・増進し，疾病からの回復を図り，予防する責任を担っている．そのためには，健康を促進する環境を整備し，自然環境の破壊や社会環境の悪化に関連する課題に対して，地域社会における健康システムのマネジメントにおいて，中心的な役割を担う責務がある．

　具体的な方策としては，空気や水・安全な食物の確保，騒音対策など，人々が安心して

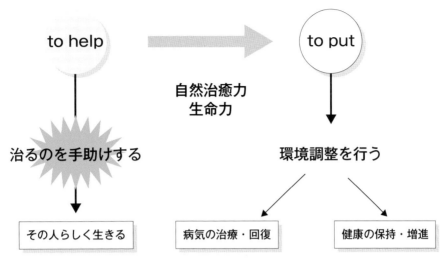

ステップ 1
ステップ 2
ステップ 3
ステップ 4

図1　ナイチンゲールの環境論

生活ができるような身近な環境の調整，および地域での社会生活において，健康を保持・増進するための活動に取り組み，さらには広く自然環境および社会環境に対する管理的な問題解決に参画することも求められる．

　看護理論においてナイチンゲールは，環境論の立場にある理論家である．ナイチンゲールの環境論は，**図1**に示すように健康回復には，対象の自然治癒力を高めるための生命力（vital power）にはたらきかける援助として，病気からの治療を手助けすることのみではなく，療養環境における環境調整を行うことが，病気の回復や，健康の保持・増進に大きな役割を果たしているとし，環境調整の重要性を説いた看護理論である．

3　社会的入院と医原病

　病気による入院などの生活環境の移行に

よって，超高齢社会では，多くの問題に直面している．その1つとして，「社会的入院（social hospitalisation）」は深刻な問題となっている．

　社会的入院とは，患者が本来の治療目的で病院に留まるのではなく，治療の必要がないにもかかわらず，病院や施設から自宅に帰ろうとせずに長期入院を続けること，または，その状態のことを指す．超高齢社会において，このような課題の解決を図ることは，看護にとっても重要な事項である．

　また，病院に入院してしまうことによって，患者は大きな環境移行を強いられる．急に管理される立場での生活となることにより，環境への適応が間に合わずに病気からの回復も遅れ，現疾患が悪くなるだけではなく，別の病気をも併発してしまうことがある．これは「医原病（iatrogenic disease）」と呼ばれ，今後，看護支援が必要な重要課題である．

事例で理解を深める

事例	療養施設改築への積極的なかかわり **患者・家族・医療者のニーズに応える療養環境の構築**

　A病院では，30年前に建設した病棟の改築に向けて，新病院の構想を計画している．入院環境のアメニティ（快適性）の良否が，疾病の回復にも大きな影響を及ぼす原因となっていることが指摘されている．そこで，看護部に新病院構想にかかわる検討チームを設置し，新病院の設計のための具体案を提案することになった．

　検討チームでは，具体案として以下の項目が挙がった．

・患者のプライバシーが保たれるような工夫

・早産児の退院後の生活を見据え，両親が泊まって夜間の育児体験ができる部屋

・医療者が医療処置で腰を痛めず，かつ患者がベッドから転落することもなく日常の起き上がりが楽な高さに調節可能なベッド

　まず，検討チームは療養環境の充実に向けて，療養環境の快適性・安全性を最大限配慮しつつ，病院全体の計画との整合性を検討しながら，患者を大事にしている気持ちを建築に表したいと考えた．また，患者だけでなく，患者を支える家族・見舞客のニーズ，また地域の保健・医療・福祉の関係者等との連携活動も見据えて，幅広い利用者のニーズを満たす環境をつくりたいと考えた．

　具体的には，色彩やサインの計画にかかわったり，建築デザイナーとの共同作業を行うなかで，たとえば患者のプライバシーを保ちつつ早期治療・回復を支援するための工夫として，部屋の中心に光源をおかず，ベッドエリアを中心に間接光を使い，パーソナルな読書灯との使い分けにより，患者のアメニティを確保することなどが挙げられる．

　一方で，病室では医療者が確実に医療を実施できる作業空間の確保も大事であるため，処置時は影の出にくい間接光と下向きの読書灯を併用し，輝度を抑えた配光により，周囲の患者がまぶしさを感じないよう配慮する方策を検討し，ベッドサイドでの看護や急変時の処置が容易なスペースデザインの配慮を提言した．

倫理的視点	▶療養環境の調整に努め，対象の健康回復に寄与する． ▶療養環境の快適性や安全面への配慮に積極的に取り組む． ▶アメニティの確保に向けた生活環境向上への支援を行う．

解説

　病院における療養環境の充実は,近年大きく取り上げられており,2001（平成13）年の医療法改正に伴って,1ベッド当たりの面積基準値の改定が行われ,スペースが広くなったことによって,さまざまなアメニティの向上を目指した斬新な病室設計のプランが実現し始め,それらは医療の安全面への確保にも大きな影響をもたらしている.

　また,病院の病室環境の評価基準では,空間の広さばかりではなく,快適性や美しさへのニーズも高まっている.近年の病院建築では,病棟・病室などのインテリアデザインなどにも配慮した室内環境の充実に目が向けられ始め,たとえ短期間の入院においても回復に向かうための生命力の向上につながるような工夫が多くなされるようになっている.

　今後,在宅での療養が多くなっていく医療環境においては,在宅看護においても,療養環境の充実に向けたはたらきかけは重要な課題となっていくであろう.

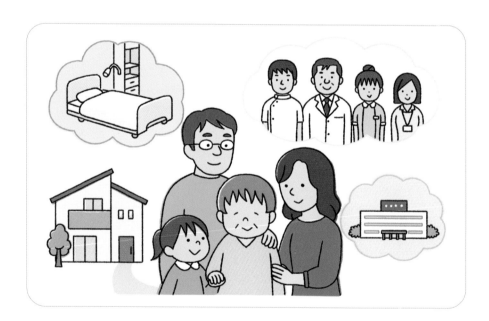

<table>
<tr><td>15</td><td>看護職は，専門職組織に所属し，看護の質を高めるための活動に参画し，よりよい社会づくりに貢献する.</td></tr>
</table>

要点	1. 専門知識を生かした質の高い看護実践を維持し発展させる. 2. 社会の変化と，それらのニーズに対応できる社会システムの構築に向けた活動に参加する. 3. 看護職としての社会・経済・福祉制度への参加と，看護の質向上の推進を図る.

解 説

1 質の高い看護実践の維持・管理

　医療の質は，看護実践の質によって大きく左右される. 日本看護協会では，看護職が健康で安心して働き続けられる，よりよい労働環境づくりと，質の高い看護を目指し，2012（平成24）年度より「労働と看護の質向上のためのデータベース事業」に取り組んでいる.

　当該事業の目的は，看護実践をデータ化することによって，看護管理者のマネジメントを支援し，看護実践の強化を図るとともに，エビデンスのあるデータを有効活用し，看護政策の提言や実現を目指すことを目的としている. 当該事業では，看護の質向上には，看護管理者のマネジメントを支援することが重要であるとし，そのための道具の1つとして，ITを活用する仕組みづくりを目指している. 看護実践の良し悪しには，看護管理組織の質保証が重要な要素である.

　一般論として，マネジメントとは，さまざまな資源・資産・リスクを管理し，効果を最大化する手法のことである. マネジメントの役割とは，「組織（会社など）の目的を能率的に達成するために，組織の維持・発展を図ること」である. マネジメントされるべき対象は「ヒト」「モノ」「カネ」「情報」の4つである. 経営管理論の世界では，これら4つのリソース（資源）を有効に活用し経営効率を最大化させる，としている.

2 社会福祉制度の変革に向けた活動への参加

　看護職は，質の高い看護を維持・発展させるため，保健・医療・福祉を取り巻く環境のなかで看護が果たすべき役割にかかわる社会システムや制度に関心をもち，対象とする地域社会の変化と，そこに暮らす人々のニーズをしっかりと把握し，専門的な知識を生かし，それらに対応する社会制度の整備の提案と，変革に向けて積極的にかかわり，その推進に努める.

　さらに，看護職の質および社会・経済・福祉条件を向上させるため，専門職能団体など

の組織を通じて，よりよい健康社会づくりに貢献することが求められる．

　在宅医療への医療ニーズが増している今日，将来に向けた保健・医療・福祉制度の変革は急務である．特に多死・少子社会の到来に向けた制度改革が，今後の社会ニーズへの対応において看護職の果たしていく役割は大きい．

　2008（平成20）年以降から継続的な人口減少が始まった危機的な状況において，首相官邸のホームページでは今後の社会保障制度の在り方について，次のように記されている．「昨年の我が国の人口は，初めて死亡数が出生数を上回り，総人口では約1万9,000人の減少となると見込まれるなど，人口は減少局面に入りつつある．急速な少子高齢化の進行により，年金，医療，介護等の社会保障制度は，給付の面でも負担の面でも国民生活にとって大きなウエイトを占めてきており，家計や企業の経済活動に与える影響も大きくなっている．このため社会保障制度に関する国民の関心は高まり，また制度の持続可能性の確保や世代間・世代内の不公平の是正が重要となっている．団塊世代が後期高齢者となる2025年も念頭に，今後の社会保障の在り方を考えるに当たっては，人口の高齢化や支え手の減少に対応した持続可能なものとすることが重要であり，給付と負担の在り方に加え，就業対策による担い手の拡大，関連する施策なども視野に入れて，一体的な見直しに取り組まなければならない．（以下省略）」[1]

　その対策として，年金改革，介護保険改革，医療制度改革，を軸とした改革案を打ち出している．特に医療制度改革においては，以下の点が公約として掲げられている．

a　安心・信頼の医療の確保と予防の重視

　質の高い医療サービスが適切に提供される医療提供体制を確立するとともに，疾病の予防を重視した保健医療体系に転換する．

b　医療費適正化の総合的な推進

　医療費の伸びが過大とならないよう，糖尿病等の生活習慣病の患者・予備群の減少，平均在院日数の短縮を図るなどの計画的な医療費の適正化対策を推進する．

　現役並みの所得がある高齢者の患者負担の3割への引き上げ，療養病床に入院する高齢者の食費・居住費の負担の見直し等の公的保険給付の内容・範囲の見直しを行い，効率化を図る．

c　新たな医療保険制度体系の実現

　高齢世代と現役世代の負担を明確化し，公平でわかりやすい制度とするため，新たな高齢者医療制度を創設するとともに，保険財政の基盤の安定を図るために，都道府県単位を軸とする保険者の再編・統合を推進する．

d　療養病床の再編成

　療養病床は医療の必要度の高い患者を受け入れるものに限定して医療保険で対応し，医療の必要度の低い高齢者は，老健施設または在宅，居住系サービスで対応するよう，所要の措置を講じ，効率化を図る．

＊

　これらの制度改革のすべてにおいて，看護職のコーディネーターとしての役割が求められており，これらを保障していくための社会への貢献が看護職に求められている．

事例で理解を深める

事例	行政への提案 **地域医療体制の構築**

　在院日数の短縮に伴って，A病院では退院後の継続的な看護や生活支援の必要性と，そのあり方が求められていた．退院患者は，可能な限り住み慣れた地域・家庭において，家族とともに生活し，通常の社会生活を送ることを希望し，退院した後も退院した病院からの医療提供を望んでいる．そのためにA病院は，新たに訪問看護部門を設置し，在宅療養に向けた継続的な看護援助を行えるような準備を始めた．

　しかし現状においては，在宅医療の質・量およびその提供体制は，十分に整備されておらず，地域での継続看護を実施していくうえで多くの問題を抱えていた．在宅医療の充実に向けた取り組みにおいて最も重要なことは，患者の精神的・身体的な自立を支援し，患者を含めた家族のQOLの向上を図ることである．それには，医療運営・管理上の問題の解決，行政や医療職側の意識改革，社会システムの整備，多職種連携体制の確立などが大きな障壁となっていた．

倫理的視点	▶施設からの退院後の継続的な看護や生活支援の方策を立てる. ▶在宅看護に向けた地域における看護体制を整備する. ▶行政や医療従事者の意識改革と，社会システムの整備や多職種連携体制を確立する.

解説	

　本事例のように，病院が主体となって実施すべき課題としては，急性期に対する診療機能のサポートである．今後，病院での医療から在宅医療に移行するため，診療の継続や継続看護に向けた情報の一元化の確立に着手していくことが求められる．

　また，継続的な看護支援が必要な慢性疾患患者に対する医療提供体制においては，病院からの支援体制のみでは不可能である．このことから，地域での社会システムの整備は，今後の在宅医療においては必須である．

　そのための対策として，慢性期の継続支援を専門的に行う在宅医療チームを結成し，患者・家族の多様なニーズに効率的・効果的かつ適切に対応するため，診療計画の情報共有，および看護職をはじめとする多職種連携を目的としたチーム医療への展開を行い，さらに行政組織を巻き込むことも重要である．

ステップ 1

ステップ 2

ステップ 3

ステップ 4

加えて，患者とその家族の生活面をも含む支援システムの充実が不可欠である．福祉や行政関連サービス等の連携と養成も含め，病院施設発の退院患者に対する継続的看護に向けた，次世代地域医療のあり方に対するモデルプランなどの作成も課題となる．さらには福祉施設の充実，社会福祉体制の整備，および患者を取り巻く地域社会・産業社会の理解などの必要性も含む今後の地域医療体制について，グランドデザインを策定し，行政に向けた提言を行うことも，看護の社会化にとって重要となるだろう．

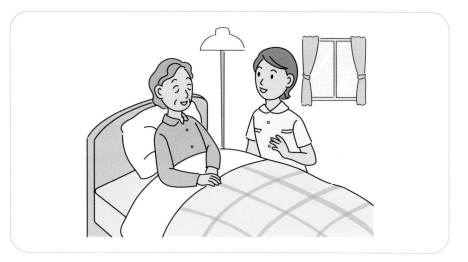

column　スティグマ

　スティグマ（stigma）とは，直訳すると「烙印」という意味だが，「差別」や「偏見」のような意味で用いられる．とくに医療においては，ある病気などの特徴や患者の特性に対する否定的な決めつけや不当な扱いなどについて用いられる概念である．「精神疾患の患者は〇〇だ」「認知症の人は〇〇できない」のような否定的な思い込みや，それに伴う行動などが社会または個人のなかに存在しているとしたら，それがスティグマかもしれない．また，そのような間違っている考えを自分自身のこととしてとらえ，「自分はこういう病気があるから〇〇なんだ」のように思い込んでいることをセルフスティグマといい，周囲からだけでなく内面的な認識が影響している場合があることをふまえ，患者の支援を行う必要がある．

| **16** | **看護職は，様々な災害支援の担い手と協働し，災害によって影響を受けたすべての人々の生命，健康，生活をまもることに最善を尽くす．** |

| **要点** | 1. 日ごろから災害に対する高い関心を有し，災害に応じた保健医療福祉体制を提案できる．
2. 災害から人々の生命，健康を守るため，平常時から政策策定などにも関与し，災害時の健康リスクを最小限にとどめる．
3. 災害時に時々刻々と変化する健康ニーズに応じたケアを提供できる． |

解　説

1　災害看護の専門性とは

　近年の災害時における看護の活躍は目覚ましく，その実践活動が社会的に評価され，災害時における看護活動の知識・知恵の体系化が求められている．2017年から，専門看護師制度に災害看護分野の資格認定が始まったことは象徴的な例である．

　災害時における看護の役割は，被災地において救助・看護活動を行い，医療手当を行うだけでなく，さまざまな支援活動も同時に実施している．専門看護師の役割を日本看護協会は「災害の特性をふまえ，限られた人的・物的資源の中でメンタルヘルスを含む適切な看護を提供する．平時から多職種や行政等と連携・協働し，減災・防災体制の構築と災害看護の発展に貢献する」[1]と定義している．

2　災害看護に求められる能力

　災害看護の対象である被災地においては，傷病者を敬い，迅速かつ適切に看護が実施できる技術や豊富な臨床経験を有することが求められる．緊迫した現場では①体力・精神力，②判断力，③コミュニケーション力，④安全に対する自己管理力，などの能力が必要とされる．特に災害の種類は多種多様であることから，災害発生直後においては「被災した人たちの役に立ちたい！」という思いだけでは務まらない．災害時の看護に携わる者には，災害後に急速に変化していく被災者に対して適切な看護を提供できるよう，日々の災害情報を分析しながら，新たな看護ケアに結びつけていこうとする意欲と使命感を有することが大事である．

①体力・精神力

　被災地には，時に多くの傷病者がおり，短時間に多くの人命を救助しなければならない．そのためには，機敏に動けるだけの体力はもちろん，死に向き合う精神力，どのような状況下でもあきらめることのない強い意志をもつことが重要である．

②判断力

災害時の混乱のなかでは，冷静で適切な判断を行うことが多くの人命を救うこととなる．災害は1つとして同じ答えがないため，即時的に判断する能力が求められる．トリアージ（次項）のような原則に従った災害時の組織行動の規範を守りつつ，混乱した状況下ではマニュアルも通用しない場合が多いため，その場に適した行動を自ら判断できる能力が求められる．

③コミュニケーション力

被災者の多くはパニック状態に陥ることがある．被災者は，被災時に強いストレスにさらされることで，心的外傷後ストレス障害（posttraumatic stress disorder：PTSD）などの精神障害に至ることがある．看護師は，災害直後から長期的に被災者のケアにあたるため，被災者に対して心の安らぎを与え，信頼関係を構築する看護コミュニケーション能力を身につけていることは不可欠である．

④安全に対する自己管理力

災害のなかでも自然災害は，二次災害の発生の可能性を頭に入れておかなければならない．傷病者を救助することは災害看護の優先事項だが，救助する医療者が危険にさらされてしまえば元も子もない．災害時の混乱した状況下においても，その場の状況を見極め，危険をすぐに察知し，その場から退避する決断力と対応力が求められる．

3 災害看護におけるトリアージ

トリアージとは，生存者をいかに優先的に救出・救助するかを見極め，災害において効率的かつ効果的に救済するための仕組みである．混乱した状況下では，一刻の猶予も許されず，迅速かつ的確な判断が求められる．特に災害時では，優先順位の判断基準としてCWAPと呼ばれる原則がある．子ども（Children），女性（Women），高齢者（Aged People），病人・障害者 / 貧困者（Patients/Poor）を優先した救出・救助・搬送の実施は，判断基準の1つとして有効な手段である．

トリアージを行う際，**赤色（最優先治療群[重症群]），黄色（非緊急治療群[中等症治療群]），緑色（軽処置群[軽症群]），黒色（不処置群[死亡群]）**の4色のタグ（**図1**）を用い，被災者の重症度を視覚的に判断する[2]．トリアージは救助の優先順位をつけることで，迅速に多くの被災者・傷病者を救助することが可能となる．

4 心的外傷後ストレス障害（PTSD）に対するケア

被災者は，災害時のストレスにより，抑うつや情緒不安などの精神症状をきたす場合が多い．これらの症状は，数日～数週間程度で治まる（急性ストレス障害）場合もあるが，生活に支障を及ぼすほどの重い精神症状が1か月以上続く場合（PTSD）もある．災害看護は一時的な支援にとどまらず，対象との人間関係の成立を前提とした長期の支援も重要となる．

PTSDは，主に急性期～亜急性期にかけて起こる精神障害である．対象によっては亜急性期や慢性期に急に発症することがある．そのために，災害看護においても長期的で予防的なケアが重要となる．以下は，急性期における看護ケアの注意点について述べる．

a 急性期（災害発生直後～3日）

急性期は災害のショックが非常に強く，緊張状態が続くことで心身の状態が不安定になる．それに伴い，安らかに休息することがで

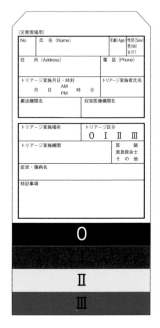
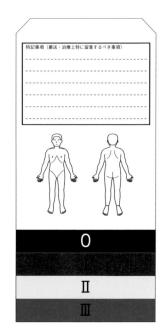

図1　一般的に使用されるトリアージタグの例

きず，身体的・精神的な疲労が蓄積すること
で，PTSDの発症につながる場合が多い．ま
ずは心身ともに十分に休息できる環境を提供
し，すでに危機回避ができている旨を伝える
など，精神的な安心を促すケアが必要となる．

b　亜急性期（1か月〜6か月）

　亜急性期に入っても精神状態が不安定な場

合には，突如としてPTSDを発症すること
がある．また，時の経過に伴い，被災地の外
では災害に対する関心が薄くなり，被災者は
孤立しているような錯覚を覚え，イライラや
悲しみなどといった感情が出現する．この時
期には，寄り添える人の存在が必要不可欠で
あるため，被災者の立場に立ち，親身になっ
て傾聴することが重要なケアとなる．

事例で理解を深める

| 事例 | 避難所での環境調整
自然災害での被災後43日目の体育館での出来事 |

　被災から約1か月が経ち，避難所の体育館は居住スペースが段ボールで仕
切られていた．そこに避難していたA家族（父親・母親・大学生の娘・高校生
の息子）は，親子で激しい口論をするようになった．その様子が周りの人たち

ステップ1

ステップ2

ステップ3

ステップ4

の目に入り，不快感をもったり，夜間寝つけない原因となる人も出てきた．

　周りの人たちの介入などもあり一時は収まったが，その後もくり返されるA家族の口論に周りの人たちもあきらめ，我慢すればするほど耐えきれない状況が続くこととなった．そのなかで，ボランティアとして被災者への心のケアに訪れた看護師が，A家族の話をじっくりと聞いた．そのことで，A家族は落ち着きを取り戻し，徐々に周りの人たちへの配慮もみられるようになった．

倫理的視点

▶家族の一人ひとりの話をじっくりと傾聴することで，<u>個々人を尊重した支援</u>につなげる．

▶<u>被災時の特殊な環境下</u>での生活を強いられていることを理解した支援を展開する．

▶被災後にも<u>継続的な支援</u>が続けられるように，地域の保健師などへケアを引き継ぐ．

解説

　看護師は，亜急性期にみられるストレス状況と判断し，父親，母親，娘および息子をそれぞれ個別に呼び出して，カウンセリングを実施した．たとえば，父親が家族に説教を始めたら，「こっちへ来てお話ししませんか」など，自然な形で個別に声かけをして傾聴した．この家族は，思春期の子どもと暮らしていることから，日常的にも親子間の口論が多かったのだろうと看護師は判断した．被災をきっかけに，被災前にあった問題が顕在化していると捉え，一人ひとりの思いに耳を傾けるように心がけた．

　自身の思いを語ることで，置かれている状況を冷静に整理し始めた家族は，避難所でのもめごとは少なくなった．しかし看護師には，この避難所から仮設住宅に移った際に，この家族はどうなるのかという心配も生じた．継続的なケアの必要性を感じて，地域を統括している保健師に，これまで実施した家族へのケアを報告し，継続的なケアへの引き継ぎを行っている．

　被災地の看護では，これまでプライバシーが守られながら暮らしてきた平時の日常生活とは大きく異なり，さまざまな人が入り乱れ，状況は一変する．そのため，二次災害や二次被害が懸念され，ひいては人権が損なわれるような状況も起こりうる．災害時のような混乱した状況においては，何よりも被災者・傷病者の立場に立ち，被災者の尊厳を守りながら自らのペースで日常生活を再構築できるように，長期的なケアの継続が重要となる．

引用文献

- **前文** 1）日本看護協会：看護職の倫理綱領，2021.
　　　　　https://www.nurse.or.jp/home/publication/pdf/rinri/code_of_ethics.pdf
- **1** 1）日本産婦人科学会：ヒト精子・卵子・受精卵を取り扱う研究に関する見解と，これに対する考え方. 日本産科婦人科学会雑誌 54（2）付録：2～3，2002.
　　2）奈良雅俊，堂囿俊彦：生殖医療. 入門・医療倫理I，改訂版（赤林朗編），p.205，勁草書房，2017.
　　3）昭和 63 年厚生省告示第 129 号「精神保健及び精神障害者福祉に関する法律第三十六条第三項」
　　　　　https://www.mhlw.go.jp/web/t_doc?dataId=80135000&dataType=0&pageNo=1
- **3** 1）加納佳代子：それぞれの誇り―婦長は病棟の演出家，ゆみる出版，1997.
- **4** 1）厚生労働省 終末期医療に関する意識調査等検討会：人生の最終段階における医療に関する意識調査 報告書（平成 26 年 3 月）.
　　　　　https://www.mhlw.go.jp/file/05-Shingikai-10801000-Iseikyoku-Soumuka/0000041847_3.pdf
　　2）E・キューブラー・ロス：死ぬ瞬間―死とその過程について（鈴木晶訳），中公文庫，2001.
- **5** 1）大谷實：刑法講義各論，第 4 版補訂版，成文堂，1996.
　　2）日本看護協会：看護師の倫理規定，第 3 条，1988.
　　3）日本病理学会：症例報告における患者情報保護に関する指針（平成 13 年 11 月）.
　　　　　https://pathology.or.jp/jigyou/shishin/guideline-20011126.html
- **6** 1）トム・L．ビーチャム，ジェームス・F．チルドレス：生命医学倫理（永安幸正・立木教夫監訳）. 成文堂，1997.
　　2）THE WORLD MEDICAL ASSOCIATION, INC：患者の権利に関する WMA リスボン宣言（日本医師会訳）.
　　　　　https://www.med.or.jp/dl-med/wma/lisbon_j.pdf
- **7** 1）日本看護協会：看護業務基準 2021 年改訂版.
　　　　　https://www.nurse.or.jp/home/publication/pdf/gyomu/kijyun.pdf
- **8** 1）国際看護師協会：ICN 看護師の倫理綱領（2021 年版）.
　　　　　https://www.nurse.or.jp/home/publication/pdf/rinri/icncodejapanese.pdf?ver=2022
　　2）厚生労働省：「新人看護職員の臨床実践能力の向上に関する検討会」報告書（2004 年 3 月）.
　　　　　https://www.mhlw.go.jp/shingi/2004/03/s0310-6.html
　　3）厚生労働省：地域における医療および介護の総合的な確保を推進するための関係法律の整備等に関する法律（抄）（平成 26 年法律第 83 号）
　　　　　https://www.mhlw.go.jp/stf/seisakunitsuite/bunya/0000077119.html
　　4）厚生労働省：特定行為とは
　　　　　https://www.mhlw.go.jp/stf/seisakunitsuite/bunya/0000050325.html
　　5）サラ・T．フライ，メガン - ジェーン・ジョンストン：第 1 部 倫理的意思決定への準備，第 2 章 倫理の学派. 看護実践の倫理―倫理的意思決定のためのガイド. 第 3 版（片田範子，山本あい子訳），p.19～48，日本看護協会出版会，2010.
- **9** 1）チーム医療推進会議：チーム医療の定義と理念.
　　　　　http://www.team-med.jp/philosophy
　　2）日本看護協会：ICN 看護の定義（日本看護協会訳），2002 年.
　　　　　https://www.nurse.or.jp/nursing/international/icn/document/definition/index.html
　　3）リウマチ医療連携の向上に向けて，ラポール No.3. p.5，2013.
- **10** 1）厚生労働省：新たな看護のあり方に関する検討会議事次第（平成 14 年 6 月）.
　　　　　http://www.mhlw.go.jp/shingi/2002/06/s0624-2.html
- **12** 1）日本 WHO 協会：世界保健機関（WHO）憲章（1946），世界保健機関憲章前文（仮訳）.
　　　　　https://japan-who.or.jp/about/who-what/charter/
　　2）内閣府 男女共同参画局：仕事と生活の調和（ワーク・ライフ・バランス）憲章.
　　　　　https://wwwa.cao.go.jp/wlb/government/pdf/charter.pdf
　　3）日本看護協会医療政策部編：2021 年看護職員実態調査，日本看護協会調査研究報告＜ No.98 ＞ 2022.
　　　　　https://www.nurse.or.jp/home/publication/pdf/research/98.pdf
　　4）日本看護協会：2019 年 病院および有床診療所における看護実態調査報告書.
　　　　　https://www.nurse.or.jp/home/publication/pdf/report/2020/efficiency_report2019.pdf
　　5）日本看護協会：就業継続が可能な看護職の働き方の提案（2021 年 3 月）.
　　　　　https://www.nurse.or.jp/nursing/shuroanzen/hatarakikata/pdf/wsr_fornurse.pdf
　　6）厚生労働省：働き方改革～一億総活躍社会の実現に向けて，2019 年.
　　　　　https://www.mhlw.go.jp/content/000474499.pdf
- **13** 1）サラ・T．フライ，メガン - ジェーン・ジョンストン：看護実践の倫理―倫理的意思決定のためのガイド. 第 3 版（片田範子，山本あい子訳），日本看護協会出版会，2010.
　　2）トム・L．ビーチャム，ジェイムズ・F. チルドレス：生命医学倫理（永安幸正，立木教夫監訳）. 成文堂，1997.
- **15** 1）首相官邸：今後の社会保障の在り方について.
　　　　　https://www.kantei.go.jp/jp/singi/syakaihosyou/dai18/18siryou3.pdf
- **16** 1）日本看護協会：専門看護師（Certified Nurse Specialist）とは.
　　　　　https://nintei.nurse.or.jp/nursing/qualification/cns
　　2）東京法令出版：トリアージ・タッグのご案内.
　　　　　https://www.tokyo-horei.co.jp/fireman/triagetag/
- **column（p.101）**
　　1）厚生労働省：人生の最終段階における医療・ケアの決定プロセスに関するガイドライン（平成 30 年改訂）.
　　　　　https://www.mhlw.go.jp/file/04-Houdouhappyou-10802000-Iseikyoku-Shidouka/0000197701.pdf
　　2）日本医師会生命倫理懇談会：第 XV 次生命倫理懇談会答申　超高齢社会と終末期医療（平成 29 年 11 月）.
　　　　　https://www.med.or.jp/dl-med/teireikaiken/20171206_1.pdf

URL は 2022 年 11 月 1 日検索

ステップ1

ステップ2

ステップ3

ステップ4

ACP（現在および近い将来の意思決定能力の低下に備えて，患者や家族等と医療・ケア全体の目標や具体的な治療・療養について話し合い，意思決定するプロセス）

厚生労働省から「人生の最終段階における医療・ケアの決定プロセスに関するガイドライン」（平成30年改訂）[1]，ならびに日本医師会第XV次生命倫理懇談会より「超高齢社会と終末期医療」（平成29年）[2]が発表され，超高齢社会における終末期医療の在り方，さらには医療・ケアに関する意思決定プロセスの在り方が提案された．それぞれに，終末期の医療・ケア行為に対する意思決定プロセスとして，アドバンス・ケア・プランニング（ACP）の重要性が指摘されている．

ACPは将来の医療・ケアについて，本人を人として尊重した意思決定の実現を支援するプロセスである．本人を主体にその家族や近しい人，医療・ケアチームがくり返し話し合いを行い，本人の意向に沿った本人らしい人生の最終段階における医療・ケアを実現し，本人が最期まで尊厳をもって人生を送ることができるように支援することを目標とする．

終末期の医療とは，「死に至るまでの時間が限られていることを考慮に入れる必要性のある状況下における医療」のすべてが含まれるために，がんによる死亡や高齢者の老衰死，小児の難病，神経難病，さらに

は救急医療の場面など多様な状況が存在する．厚生労働省は，これまで「終末期医療」としてきたことを，2015年から「人生の最終段階における医療」と呼び変えるようになっている．

一方，人生の最終段階にいる人たちが，医療行為によってかえって苦痛が増したり，尊厳が損なわれたりすることがある．これらを避け，平穏な死を実現するためには，人生の最終段階に延命措置をはじめとするさまざまな医療行為を行うか否か，どこまで何を行うかについて，本人と，家族・医療者をはじめ，かかわりのある人々で，あらかじめケアプランを話し合っておく必要があることが指摘されている．

ACPにおいては，本人，家族等，多職種の医療者が，病状の変化に伴い，継続的に話し合う．話し合いによって本人の価値観や意向を知り，それを理解し，本人の意思を尊重した医療・ケアを実現することを目指す．さらに，ACPのプロセスにおいて話し合った内容を記録として残すことが重要である．

本来は，ACPは健康段階を問わず，人生の早い時期（可能な場合は壮年期）から開始することが推奨される．

日本老年医学会 エンドオブライフに関する小委員会：ACP推進に関する提言，2019年
https://www.jpn-geriat-soc.or.jp/press_seminar/pdf/ACP_proposal.pdf より2022年11月25日検索

Step 2

3 領域別にみた看護倫理

成人看護

■ **おもな倫理的ポイント**

◆ 自己決定の意思を尊重する.
◆ 疾患の受容とライフスタイルの変化の間にある葛藤を理解する.

解 説

1 自己決定の意思尊重

　自己決定を尊重されることはすべての対象者にとって重要なことだが,成人期においては決定に至る過程に,多くの価値観が存在する.

　それらは必ずしも,看護職にも納得できるものであるとは限らない.しかし,本人の決定を尊重できるよう,対象者を理解する姿勢を忘れず,患者—看護職関係の信頼を築くことが必要となる.

2 疾患の受容と葛藤

　働きざかりであり,仕事や家庭のなかで自分らしいライフスタイルが構築されていく成人期において,疾患とその治療,療養生活によって,これまで築いてきたライフスタイルの変容を余儀なくされることがある.これは自分らしさを揺るがす大きな問題であり,葛藤や疾患・治療の受容困難を招く場合も多い.

　看護職は対象者の疾患だけでなく,家族を含めた患者の情報を収集し,悩みや葛藤の理解者となれるよう心がける必要がある.

ステップ
1

ステップ
2

ステップ
3

ステップ
4

事例で理解を深める

事例 1　患者・家族を支える看護師の役割
治療への希望を捨てない終末期患者

　A氏（50代，男性）は3年前に肺がんを発症し，右下葉切除術を受けたが，リンパ節転移が認められた．化学療法と放射線療法が行われてきたが，転移が進み，末期の状態となった．余命は3か月程度で，これ以上の治療継続は困難であると，主治医から本人および家族に説明があった．

　A氏は，これまでに行った化学療法と放射線療法により免疫力が低下し，易感染状態にあるが，まだ治療への望みを捨てず，さらに強力な抗がん薬を用いた化学療法を望んでいる．

　医師は，疼痛・苦痛の緩和を主眼とした終末期医療に移行してはどうかと家族に説明したが，家族は「本人の希望を尊重したい」という気持ちと，「苦しい治療でやせ細っていくA氏を見たくない」という気持ちの間で悩み，どうしたらいいだろうかと看護師に相談してきた．

倫理的視点
▶治療方針の決定者は誰か．
▶家族の悩みにどのように対応するか．

解説

1　治療方針の決定者

　めざましい治療の進歩により，がんは慢性疾患として捉えられるようになり，がんとともに生きる人々への支援が重要となっている．

　厚生労働省「人生の最終段階における医療・ケアの決定プロセスに関するガイドライン（平成30年改訂）」では，「医師等の医療従事者から適切な情報の提供と説明がなされ，それに基づいて医療・ケアを受ける本人が（中略）医療・ケアチームと十分な話し合いを行い，本人による意思決定を基本としたうえで，人生の最終段階における医療・ケアを進めることが最も重要な原則である」[1]としている．まずは本人に十分な情報提供がなされ，本人がその内容を理解したうえで治療に関する意思決定が行えるよう，医療・ケアチームの一員として看護職も積極的に介入する必要がある．そのうえで，本人の決定を尊重し，希望する医療・ケアが提供されるよう，看護職が患者を支援することに尽力することが期待される．

2　家族の悩みへの対応

　患者のつらさをそばで支える家族の悩みは切実である．看護職は，家族の

よき理解者となり，どんな決定になったとしても後悔のないよう，根気強く支援する必要がある．

また，家族を支えるのは看護職だけとは限らない．医師や薬剤師，管理栄養士，医療ソーシャルワーカー（medical social worker：MSW）など，決定に必要な情報をもつ専門職者とのコンタクトを調整することも，大切な支援である．

| 事例 2 | 患者が意思表示できない場合の看護師のかかわり
異なる治療方針を望む家族への対応 |

A氏（50代，男性）は仕事中に意識を失い倒れ，救急搬送された病院で，クモ膜下出血と診断された．

倒れた直後から昏睡状態であり，声かけや痛み刺激への反応もなく，人工呼吸器を使用し呼吸管理を行っていたが，1か月後，医師から脳死状態と診断された．

今後の方針として，治療の継続か中断か，家族の決断に任せられることになった．A氏には妻（40代），子ども2人（いずれも未成年）がおり，一家の大黒柱の突然な発症に混乱していた．

1週間後，担当医師が今後の方針について妻の意思を確認したところ，妻と子どもたちは「このまま人工呼吸器を使用し，延命治療を望む」とのことだった．一方，A氏の両親は「治療の中断を考えている」とのことだった．

| 倫理的視点 | ▶患者本人が意思表示できない場合にどうするか．
▶家族が意思決定できるプロセスをどう支援するか． |

| 解説 | **1** **患者本人が意思表示できない場合の対応** |

患者は，本人の希望する医療・看護を受けられることが保障されている．しかし，本人が意思表示できない場合がある．具体的には，胎児・新生児・乳幼児，認知症の高齢者，意識障害のある患者などである．そのような対象者に対して，どのように治療の続行や中断などの意思決定が行われるべきだろうか．

近年，事前指示書（アドバンス・ディレクティブ）の認識が高まり，いざという時のために，事前に自分の希望を明らかにしておくことが広く行われるようになってきた．その内容は，望む治療と望まない治療に関してだけではなく，自分で意思決定や意思表示ができなくなった場合の代理判断者について，家族や大切な人たちにしてほしいこと，知っておいてほしいことなど，

人生の締めくくりを自分らしく過ごすために必要なことが取り扱われる.

2 家族による意思決定への支援

A氏は働きざかりであり, 自分が急病で命の危機に陥ることなど, 予想もしていなかっただろう. このような場合には, 家族がA氏の今後の治療方針を決定することになる.

しかし, 家族の意見が異なる場合には, 看護職は家族員それぞれの気持ちを重視しながら, 納得が得られるまでのプロセスを支援する必要がある.

事例 3

患者教育における看護師の支援方法
自己管理が難しい2型糖尿病患者

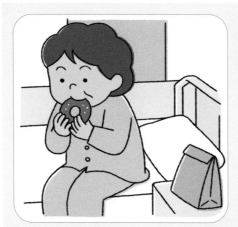

A氏(40代, 女性)は, 2人の子ども(中学生と小学生)の世話と家事, パートの仕事に追われる忙しい毎日を送っていたが, 一番の楽しみは甘いものを食べることであった. 最近, 疲れやすくなった自覚があり, ちょっとしたことで負った小さな傷が治りにくく, 炎症を起こしてしまった. そのため, 病院を受診したところ, 2型糖尿病と診断された.

外来で血糖降下薬の内服が開始されるとともに, 食事に気をつけて運動を心がけるよう医師から指導されたが, 忙しいため運動の時間をつくることが難しく, 甘いものを食べたくなってしまうのを我慢できなかった. HbA1c値が悪化したため, 教育入院となった.

A氏を受け持った看護学生は, ベッド周囲の環境整備の際に, テレビの陰の紙袋に, お菓子やパンが入っているのを見つけてしまった. 看護師に報告し, 一緒にA氏に話を聞いたところ, 「ついつい大好きな甘いものを食べてしまう. 血糖が上がってもやめられない. 自分の身体なのだから, 自分で決める」と言う.

看護学生は「どうして禁止されていることをしてしまうのか」と, A氏の気持ちを理解することができず, これからどのようにかかわればいいのか, わからなくなってしまった.

倫理的視点	▶生活習慣を変えることの困難さをどう理解するか.
	▶患者の葛藤を理解し, 療養につなげるための方策は何か.

| 解説 | 　生活習慣病とは, 毎日の生活習慣の積み重ねによって引き起こされる病気 |

　生活習慣病とは, 毎日の生活習慣の積み重ねによって引き起こされる病気で, 糖尿病, 脳卒中, 心臓病, 高血圧, 脂質異常症, 肥満などがある. これらの疾患は薬物療法だけでなく, 生活習慣の見直しが治療の鍵となる. 回復のためには食事や運動習慣の見直しによって, これまでのライフスタイルや価値観を大きく変容させなければならない.

　一方で, このことはこれまでつくり上げてきた自分らしいスタイルを捨て, 生活のなかで優先するものを変えることを意味し, 生活習慣を変えることの困難さを表しているともいえる.

1　生活習慣病の療養生活を支えるかかわり

　教育入院をきっかけに, 糖尿病と付き合いながら生活するうえで必要な知識を身につける患者も多くいる. その反面, 退院しても生活の改善までには至らず, 再度血糖コントロールが不良となり, 教育入院をくり返す患者も少なくない. 「好きなことをやめてまでよくなろうとは思わない」という人がいるのも事実であり, それは慢性閉塞性肺疾患(chronic obstructive pulmonary disease：COPD)と診断されても, 喫煙をやめられない患者も同じである.

　しかし, 「わがままな患者」とひとまとめにしてしまったり, 「なんとしても生活習慣を変えるように」という一方的な指導では, そのような患者の療養生活を支えることはできない. 患者自身が自分のとるべき行動を理解し, 生活の見直しができるか, またそれを継続できるかが, 生活習慣病の療養生活において重要になる. そのプロセスを側面的に支えるかかわりが, 看護職には求められる.

2　葛藤を理解し, 一緒に考えていくことの重要性

　事例のなかの A 氏の発言の裏にある「思い」を考えてみよう. 一見, 「もう病気が悪くなってもどうでもいい, ほっといてくれ」と言っているようだが, 甘いものを隠していて食べてしまうことに罪悪感があること, さらに「ついつい甘いものを食べてしまう」という, 自分でもどうしていいのかわからない, コントロールできないつらさがあるとは考えられないだろうか.

　糖尿病の教育入院プログラムで糖尿病に関する知識が増えたとしても, 「どうすればいいのかはわかっている, でもできない」という葛藤に向き合わなければ, 病気の療養にはつながらない. 自分のこれまでの生活を見直し, 療養

ステップ 1

ステップ 2

ステップ 3

ステップ 4

生活において病状を悪化させる行動を減らし，改善させる行動を増やすためには，具体的にはどのような行動の変容が必要なのかを患者とともに考えることも，教育入院中の重要な看護といえる．家事と仕事の両立のストレスを軽減させるための家族によるA氏への支援も，家族とともに考える必要がある．

看護職や看護学生は，A氏に合った方法で生活習慣を見直していく具体策を，一緒に考えていく存在であることが望まれる．

事例 4　がん患者に対する意思決定支援
真実を知らされず本人の意思を確認できない患者への対応

A氏（60代前半，男性）は妻と二人暮らしである．事務関係の仕事をし，定年退職後，民間の会社で週3日の勤務をしていた．几帳面な性格である．

便秘や下痢をくり返すため，病院受診したところ，大腸がんと診断され，手術目的で入院してきた．主治医は今後の治療方針を決める目的もあり，患者へ「大腸がんであり手術が必要である」ことを説明し，妻も同意し，手術が行われた．その結果，予想よりがんが進行しており，肝臓に転移があったため，がんの根治切除が困難であり，今後，腸閉塞が予想されることから，腸のバイパス術が行われた．手術の説明を受けた妻から，「夫は"がん"と聞いただけで自殺するような人だが，今回は手術することで回復すると思っている．本当のことを告げないでほしい」という強い要望があった．

手術後，化学療法が行われたが，病状が悪化してきた．患者は自分の病状について，医療者や妻に質問することはなかった．その後，患者は肝機能不全の状態となり，意識混濁が出現し，呼吸停止となった．妻の「少しでも長く生きていてほしい」という希望から，蘇生の処置がなされた．

受け持ちの看護学生は，患者が蘇生を望んでいたのか，疑問に思った．

倫理的視点

▶「患者へ病状を説明することで，患者が動揺するだろう」という妻の考えから，医師から患者には真実が話されていない．

▶患者は最期の時に蘇生の処置を望んでいたのか．

解説

1　病状説明

患者に対して手術後の病状説明がなされなかった事例である．これは，真実を告げる，嘘を言わない，あるいは他者をだまさない義務である誠実の原則[2]が侵害されている．ただし，本人の気持ちを考えて傷つけたくないと妻が考えた結果であり，これは善行の原則に則っている．一方，患者はどのよ

うな思いをいだいているのかが明確にされていない．看護職は，患者が自分の置かれている状況をどのように考えているのか，患者の思いを傾聴するように援助していく必要がある．

　妻に対しては，悲嘆や患者を大切に思っている気持ちを尊重し，「"本人のことを考えた時に伝えてほしくない"というお気持ちなんですね」と共感し，理解的態度で接する．そして，妻がどのようなことを考えて心配しているのかを聞いてみる．

　患者が真実を知りたいと思っている時には，告げた時に患者と一緒に家族も落ち込んでもいいこと，心配事の解決策をともに考えることを妻に説明する．そして，患者が病状説明を受けた後には，看護職は必要とされる情報を提供し，患者と妻を支え，患者の意思決定を支援していくことが大切である．

2 最期の段階の意思決定支援について

1）蘇生の処置

　呼吸停止の状態に陥った時の蘇生の処置は，本人の意思を尊重したものであったかどうか．本人も妻も望んだとおりの看取りができたかどうか．相手を人間として尊重する，本人・家族にとってできるだけ利益となるようにする，という観点から，決定プロセスにおいては十分に話し合うことが望まれる．

　意思決定支援は自己決定できる個人を尊重し，その人の価値観や信念を基本に，その人の選択を認めることである．人には，自ら選択した計画に沿って自分自身の行動を決定する自由がある．自律の原則[2]がうまく機能するためには正しい情報提供が必要であり，患者が意思決定できるように支援していく．また，意思決定においては，患者と共に家族の気持ちを尊重することが求められる．

2）人生の最終段階における医療・ケアの決定プロセスに関するガイドライン[1]

　厚生労働省のガイドラインでは，人生の最終段階における医療・ケア方針の決定手続きとして，本事例のように患者の意思の確認ができない場合は，次のような手順により，医療・ケアチームのなかで慎重な判断を行う必要がある，とし，

　　①家族等が本人の意思を推定できる場合には，その推定意思を尊重し，本人にとっての最善の方針をとることを基本とする．

　　②家族等が本人の意思を推定できない場合には，本人にとって何が最善であるかについて，本人に代わる者として家族等と十分に話し合い，本人にとっての最善の方針をとることを基本とする．時間の経過，心身の状態の変化，医学的評価の変更などに応じて，このプロセスをくり返し行う．

とする．

ステップ 1

ステップ 2

ステップ 3

ステップ 4

　　本事例では，患者が自分の予後についての情報提供を受けていないことから，患者にとって何が最善であるかを妻と話し合い，患者にとっての最善の治療方針をとるように支援していく．看護職は医療チームと協働し，妻に，患者の病状がどのように変化するのか，蘇生の処置の意味について情報提供し，意思決定の代行をしなければならない妻のつらさに寄り添い，妻が意思決定できるように支援していくことが求められる．

---

column　看護職の多様な勤務形態の例

　　看護職の確保・定着やワーク・ライフ・バランスを推進するために，多様な勤務形態の導入に取り組む医療施設が増えている（**表**）．

表　勤務形態の種類（例）

短時間正職員制度	フルタイムの正職員より1週間の所定労働時間が短い職員を正職員とする． 例：1日の労働時間を減らす，1週間の労働日数を減らす　など
フレックスタイム	一定の時間帯の中で，個々の労働者が始業・終業時刻を決定できる．就業規則などの定め，および労使協定の締結が必要．一般的には，必ず勤務しなければならない時間（コアタイム）がある．
ワークシェアリング	複数の労働者が1つのフルタイムの仕事を分担する．給与は働いた時間で案分する．
時差出勤・退勤	始業・終業時刻を労働者によって変える． 例：日勤に5種類（午前7時，8時30分，9時30分，10時30分，午後1時30分）の出勤時間
圧縮労働時間制	通常よりも短い期間内での総労働時間数を契約する． 例：週5日（8時間×5日＝40時間）勤務から4日（10時間×4日＝40時間）勤務に変更し，総労働時間は同じとする．
多様な勤務時間の工夫	勤務時間帯・勤務時間数が選択できる． 例：午後4時から4時間の勤務，午前6時から8時までの2時間勤務帯を設定
交代制勤務形態の選択可能	複数の交代制勤務時間帯があり選択できる． 例：1つの病棟内で2交代勤務か3交代勤務の選択が可能
その他	期間限定労働時間短縮，年間労働時間契約制，学期間労働，在宅労働など

日本看護協会：労働に関するよくあるご質問，知っておきたい「看護職の多様な勤務形態」の例より改変
https://www.nurse.or.jp/nursing/shuroanzen/faq/index.html より 2022 年 11 月 17 日検索

老年看護

おもな倫理的ポイント

◆ 患者はこれまで生きてきた社会文化的背景，生活様式など，積み重ねられた価値観をもっている．
◆ 自分の意思を表出できない状態になることが多い．
◆ 意思決定において，家族や医療従事者の支援が必要となる場合が多い．
◆ 人生の終焉のステージであり，自己実現することが尊重されるべき存在である．

解 説

1 積み重ねられた価値観

　高齢者には，長い人生経験のなかで培ってきた価値観が存在し，それは一人ひとり異なる．援助者には常に，相手の価値観を尊重した姿勢が求められる．

2 意思の表出困難

　患者のなかには，言語障害・意識障害・認知障害だけでなく，精神疾患などによっても，自分の意思を表出することができない人が少なくない．
　このような人々に向き合う場合，うまく表出できないものの自分の意思はある，ということを忘れないことが大切である．

3 意思決定への支援

　高齢者は，自分で意思決定を行うことが難しい状況が多いため，家族や医療従事者の提案に考えを左右されることがある．
　わかりやすい説明や理解度の確認をすることで，できるだけ自分自身で意思決定し，治療や療養生活の方向性を決めることができるよう支援する必要がある．

4 自己実現の尊重

　「人は生涯発達し続ける存在だ」という認識が重要である．老いたからといって，当然のように大切なことをあきらめさせてはならない．自己実現に向かう存在として尊重され，支援される存在が高齢者である．

事例で理解を深める

事例 1　身体拘束の必要性
転倒をくり返す高齢者の身体拘束

　　A氏(80代, 女性)は, 特別養護老人ホーム入所中に転倒し, 大腿骨頸部骨折と診断され入院, 手術を行った. 手術後, 日常生活動作(activities of daily living：ADL)が低下したためリハビリテーション病院に転院したが, 貧血もあり, 歩行はふらつくことが多く, 病棟内では車椅子を利用してもらうよう説明していた.

　　しかしA氏は, 「車椅子は面倒くさい. 私は自分で歩ける」と一人で勝手に歩行し, ふらついて転倒しているところを, 何度か看護師が発見した.

　　このままでは再度転倒し, 骨折や寝たきりになってしまう恐れがあると考え, A氏を車椅子に座った状態から立ち上がれないように, ベルトで体幹と車椅子を固定した.

倫理的視点
▶身体拘束がやむをえないと判断される場合の根拠は何か.
▶アセスメントとケアが, 患者の意思に反していないか.
▶身体拘束に代わる方法を考えているか.

解説
　　介護保険指定基準の身体拘束禁止規定を含めた省令[1]のなかで, 対象者の生命または身体を保護するため, 緊急やむをえない場合を除き, 身体拘束や行動を制限する行為を行ってはならないとされている.

　　この省令は介護保険施設を対象としたものであり, 介護保険対象外の病院などの施設には適用されないが, 高齢者の自立と身体拘束の狭間で倫理的に適切なケアを選択する際には, 視野に入れておいたほうがよい規定である.

1　身体拘束の「緊急やむをえない」場合とは

　　介護保険施設で原則禁止されている身体拘束には, いわゆる四肢の拘束だけでなく, ミトン型手袋の使用, 立ち上がりを妨げるような椅子などの使用, 介護衣(つなぎ)の着用, 向精神薬などの過剰投与, 自分の意思で出入りができない部屋への隔離(閉じ込め)も含まれている.

　　では「緊急やむをえない場合」とは, どのようなケースだろうか. 判断の要件として3つ明示されている. 1つ目は, 本人または他者の生命または身体が危険にさらされる可能性が著しく高い「切迫性」, 2つ目は, 身体拘束や行

動制限を行う以外に代替方法がない「非代替性」，3つ目は，身体拘束や行動制限が一時的なものであるという「一時性」である．

　以上のように，身体拘束は看護業務の都合のためではなく，対象者の生命を守るためのやむをえない限定的な方法であることは，介護保険施設においてのみあてはまることではなく，病院などの施設での看護においても同様といえる．

2　「自立支援型」アセスメント

　これらの視点に立ってこの事例を考えてみたとき，A 氏は本当に，行動制限されなければならなかったのだろうか．

　確かにまた転倒し，骨折してしまう危険性は高いと考えられるので，看護職のアセスメントは適切といえる．しかし，「転倒させないために，身体拘束し行動を制限する」という看護方法の安易な選択は，倫理的に十分配慮されたケアとはいい難い．

　まず，「自分で歩きたい」という A 氏の自立に向かう気持ちを理解し，支援しようというケアの大前提が存在していなくてはならないが，看護職のアセスメントとしてその点がなされていない．「なぜ歩きたいのか」「安全に歩ける方法はないのか」「どの程度の介助があれば，安全に A 氏の自立を支援することが可能になるのか」というアセスメントが不十分である．

　危険だから行動制限するという「安全重視型」アセスメントに偏らないように，「自立支援型」アセスメントにも視点を広げ，もう一度，情報収集・判断を行うことが大切である．

3　身体拘束の代替方法

　本事例は，身体拘束以外の代替方法が十分に検討されているとはいえない．A 氏に，行動前に看護職を呼んでもらうなどの意思表示をしてもらう方法はないのか，それが難しいのであれば，行動を予測・察知できる方法はないのかを，これまでの A 氏の生活の様子から得られる情報をもとに，分析して考えることが必要である．

　対象者の安全と自立を両立することは大変難しいことだが，その判断は必ず倫理的視点に立って見極められるべきである．

事例 2　自尊心を尊重したかかわり
看護師による言葉の虐待

　A 氏（70 代，男性）は，半年前に脳梗塞を発症し，右半身麻痺となった．退

院後は老人保健施設に入所し，リハビリテーションを行っているが，排泄，入浴，更衣などの ADL には介助が必要な状態である．

特に排泄動作では，車椅子からの立ち上がり，ズボンや下着を下ろす動作に時間を要し，時には間に合わずに下着を汚すこともある．替えの下着や更衣の手伝いを看護師 B に依頼すると，「また失敗したの？　トイレも自分でできないなんて……」と言われてしまった．

看護師 B から何度もこのような言葉がかけられるようになって，A 氏は自信をなくしてしまい，最近はリハビリテーションへの意欲も低下してしまった．

倫理的視点

▶高齢者への冷たい言葉が，心理的虐待につながっていないか．
▶高齢者の自尊心を尊重しているか．

解説

高齢者は，疾病の発症や悪化に伴って ADL が低下するケースが多く，ADL の低下は QOL の低下をも引き起こす．

ADL の低下から自分を卑下したり，自信をなくしたり，抑うつ状態になることも少なくない．高齢者自身が気にしていることを，看護職から冷たく指摘されると，さらに落ち込んでしまうだろう．

1 高齢者に対する「心理的虐待」

近年，高齢者への虐待の増加が社会的な問題になっている．2006（平成18）年 4 月から施行されている高齢者虐待の防止，高齢者の養護者に対する支援等に関する法律（いわゆる高齢者虐待防止法）では，虐待の類型を「身体的虐待」「介護・世話の放棄・放任」「心理的虐待」「性的虐待」「経済的虐待」と定義づけている．

高齢者虐待防止法に基づく対応状況等に関する調査[2)]では，最も多いのが「身体的虐待」と報告されているが，第三者が確認できない状況にあるだけで，実際は「心理的虐待」も多いのではないかと推測される．

2 高齢者の自尊心を尊重するかかわりの重要性

本事例では，看護師 B は A 氏の排泄の失敗を責めたのだろうか．ひょっとすると，独り言のようにつぶやいただけなのかもしれない．しかし，それを耳にしてしまった A 氏の気持ちをまったく考えていないことは，大きな問題である．また，それを何度もくり返しているということは，実際に虐待の意思があったと思われても仕方がない状況と考えられる．

看護職は，ADL が低下した人の自尊心を傷つけたり，リハビリテーションの意欲を低下させることがないよう，日頃のかかわりや声かけには十分配慮する必要がある．

ステップ 1
ステップ 2
ステップ 3
ステップ 4

事例3	家族への医療者としての支援 **不適格な後見人への対応**

　A氏（70代，女性）は3年前から物忘れがひどくなり，1年ほど前に認知症と診断され，薬物治療を行いながら自宅で暮らしている.

　夫が5年前に亡くなった後は，一人息子（40代）と二人暮らしである. 息子は働いておらず，A氏の年金で生計を立てている.

　A氏の認知症が進行し，成年後見制度を利用して，息子がA氏の任意後見人となった. ケアマネジャーBが訪問した際，一人でテレビの前に座っているA氏にデイサービスの利用を勧めたところ，A氏は「行ってみようかな」と言っていたが，息子は「金がかかるんだろう？　そんなところに行かなくていい」と反対したため，A氏は，デイサービスを利用することができずにいる.

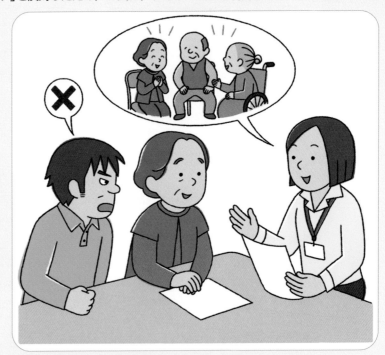

倫理的視点	▶成年後見制度，法定後見制度，任意後見制度を理解しているか. ▶後見人が不適格である場合，医療者としてどのように対応していくか.

解説	判断能力が不十分な人を保護・支援する制度として，成年後見制度がある.

1　成年後見制度

　成年後見制度は2000（平成12）年，従来の禁治産・準禁治産制度が改正されて発足した制度であり，認知症・知的障害・精神障害等により判断能力が不十分であって，意思決定が困難な者の判断能力について，「後見人等」が補っていく制度である．

　後見人等の職務としては，本人（被後見人）に代わって財産を管理することのほか，後見人が被後見人の生活・医療・介護などに関する契約や手続きを行うこと（身上監護）などがある．また，本人の権利を擁護することを目的として，本人に代わって本人の意思を代弁することも含まれる．

2　法定後見制度と任意後見制度

　成年後見制度は，法定後見制度と任意後見制度に大別される．

　法定後見制度とは，被後見人の判断能力が低下した後に家庭裁判所に選ばれた成年後見人等（成年後見人・保佐人・補助人）が，本人の利益を考えながら，本人を代理して契約などの法律行為を行ったり，本人が自分で法律行為を行う時に同意を与えたり，本人が同意を得ないで行った不利益な法律行為を後から取り消したりすることにより，本人を保護・支援することである．

　任意後見制度とは，本人が十分な判断能力があるうちに，将来，判断能力が不十分な状態になった場合に備えて，あらかじめ自らが選んだ代理人（任意後見人）に，自分の生活，療養や財産管理に関する事務について，代理権を与える契約（任意後見契約）を公正証書で結んでおくものである．これにより本人の判断能力が低下した後に，任意後見契約で決めた事務について，任意後見人が本人の意思に従って適切な保護・支援を行うことができる．

3　不適格な任意後見人への対応

　本事例の場合，A氏は認知症と診断されているものの，自分の意思を表出することが可能であるが，任意後見人である息子がその意思決定を尊重していない状態である．A氏の後見人としては，明らかに不適格である．

　まず，ケアマネジャーBは，A氏の意思を確認し，希望に沿ったサービス利用や日常生活が過ごせるよう，息子と十分に話し合っていく必要がある．

　なお任意後見制度では，任意後見人が任意後見契約で決めた事務について，家庭裁判所が選任する「任意後見監督人」の監督のもと，本人を代理して契約などを行うことが定められている．場合によっては，関係する多職種と協議したうえで，この任意後見監督人へのはたらきかけも必要になるかもしれない．

　「認知症高齢者は意思決定や意思表示ができない」と決めつけてはならない．その人らしさを支援するために，家族と一緒にケアの方針を考えていくプロセスを，看護職が担うことが望ましいと考える．

| 事例 4 | 認知症高齢者の権利擁護
他者への暴言, 暴力などBPSDがみられる
認知症高齢者への対応 |

　A氏(60代, 男性)は3年前に前頭側頭型認知症(frontotemporal dementia：FTD)と診断され, 息子夫婦の介護を受け自宅で生活していたが, おもな介護者である息子の妻への暴言, 暴力や入浴の拒否が続き, 息子の妻が心身ともに疲労の蓄積がみられ, 入院となったことを機に, 有料老人ホームへ入所となった.

　ホームでのA氏は身の回りのことは何とか自分で行うことができるが, 整容の観念が薄れ, 入浴を促しても拒否し, 職員や他の入所者へ暴言, 暴力をふるうなど行動・心理症状(behavioral and psychological symptoms of dementia：BPSD)が認められ, 他の入所者との集団生活が困難ではないかと施設職員は考えている.

倫理的視点
▶疾患・症状を理解する.
▶BPSDがみられる場合の集団生活における配慮を心がける.

解説

　認知症にはさまざまな種類があるが, 前頭側頭型認知症とは, 前頭葉や側頭葉が萎縮して起こる認知症であり, 行動の異常や人格の変化, 脱抑制的な行動など, 反社会的とも思える症状が特徴としてみられる. そのため, 自宅での介護の場合は家族が, 施設などでの介護の場合は看護職・介護職など専門職が, 強い介護負担を感じる場合が多い.

1　疾患に特徴的な症状の正しい理解

　前頭側頭型認知症の患者は, その症状ゆえに, 人格的に問題がある人と捉えられ, 家族や周囲の人々, 看護職や介護職との関係性がうまくいかなくなることがある. 患者に病識がなく, 必要なケアをも拒否されるような場合には, なおのことである.

　このような信頼関係の築きにくさ, 壊れやすさにつながる難しい症状がみられる場合には, まずは病気による症状なのだという基本的な理解が必要である. 攻撃したり, 拒否したりするような行動がみられたとしても, 患者自身の人間性の問題ではなく, 病気の症状であるという疾患・症状の理解に基づき, 生活の援助への糸口を丁寧に探していくことが重要である.

2 集団生活になじめるような配慮

　ホームなどでの集団生活では，他者への迷惑行為と捉えられるような症状があると，入所者同士の揉め事に発展しかねない．そのような問題を避けるためには，環境への配慮が必要である．

　前頭側頭型認知症の患者に限らず，認知症の場合，周囲の話し声や他者の動きに気を取られ，落ち着いて時間を過ごすことが難しいケースが多くみられる．その根底には，BPSD としての不安や焦燥が存在する場合もある．安心して過ごせる場所なのだという落ち着いたなじみの環境を整えることや，言葉での意思疎通が難しい場合には，非言語的なコミュニケーションも交え，看護・介護する側が落ち着いた様子であることが望ましい．看護職・介護職の不安な表情や冷たい言葉，相手の混乱をそのまま映しだしたような落ち着かない様子は，患者をさらなる孤独と不安に追い込むことを心にとめ，温和な態度で接するように努めるとよい．

---

column　エイジズム

　エイジズム（ageism）とは，年齢に基づいた偏見や差別のことで，ロバート・ニール・バトラーにより 1969 年に提唱されたものである．エルドマン・パルモアは，「ある年齢集団に対する否定的または肯定的な偏見や差別」と定義しているが，そのなかでもとくに高齢者差別のことを意味して用いられることが多い．

　エイジズムには肯定的な側面と否定的な側面がある．肯定的なエイジズムとは，年齢により優遇される社会制度などが当てはまるが，定年退職制度や「いい年して」「年甲斐もなく○○して……」のような否定的なエイジズムが問題となることが少なくない．レイシズム（racism，人種差別を指す），セクシズム（sexism，性差別を指す）と並ぶ主要な差別問題であり，公平性の根幹となるものである．対人援助職である看護職は，看護の対象となる人々をどのようにとらえているか，自分自身に偏った見方がないか，差別的な言動を無意識に行っていないか，常に自らの姿勢を問い直すことが求められる．

小児看護

おもな倫理的ポイント

◆ 子どもであっても（大人と同様に）一人の人間として尊重する.
◆ 子ども固有の権利の理解と擁護を行う.
　・成長発達の過程であることの理解
　・子どもが理解できるような説明
　・子どもが思いを表出しやすくなるための支援
　・インフォームド・アセント
◆ 親やきょうだいの権利も尊重する.

解 説

1 一人の人間としての尊重

　子どもは「独立した人格の主体者」である. 子どもは単に保護や援助を受けたり, 大人が「よい」と考えることを押しつけてもかまわないような受身的な存在ではなく,「必要な保護や援助を求める能動的で主体的な存在」である.

　つまり, 親が子どもに関する決定をすべて行えるということではなく, 子どもには子どもの権利があり, 親はそれを擁護したうえで, 子どもに関する決定のサポートを行わなければならない.

2 子ども固有の権利

　子どもは発達の過程において, 不当なことが行われていても気づくことができないこと

や, 嫌なことがあっても訴えられないといったことがある.

　医療者が倫理についてよく理解しなければ, 対象者の人権を守ることはできないことをしっかりと認識する必要がある（p.126 コラム参照）.

3 親やきょうだいの権利

　子どもは, 家族と切り離して考えることはできない. 子どもが病気になることで, 親は精神的・肉体的につらい思いを経験する. また, 親は病気を抱える子どもに目が向きがちになり, 病気の子どものきょうだいに対する親のかかわりが低下することもある.

　病気の子ども本人のことだけでなく, 親やきょうだいに対しても支援していくことが必要である.

事例で理解を深める

事例 1 子どもの権利への支援
手術を受けることについて
子ども本人への説明を拒否した親

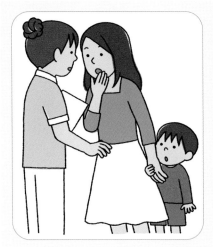

５歳のＡ患児．扁桃摘出術のため予定入院してきた．看護師がＡちゃんと母親に手術についての説明を行おうとしたところ，母親は小さな声で「この子には何も言ってないので，説明は私だけがうかがいます」と話した．看護師が「家ではどのように説明してきたんですか？」と尋ねると，母親は「"病院に少しお泊りするよ．痛くないから"と説明してきました」と答えた．

看護師は「Ａちゃんはもう５歳で，ある程度理解できると思うので，説明したほうがいい……」と母親に言いかけたのだが，「手術なんて言ったら，この子がどんなに怖がるか．かわいそうですよ．麻酔をかけるんだし，眠っている間に終わるわけだから，知らないほうがこの子も余計な怖い思いをしなくてすむじゃないですか．この子に言うつもりはありません．主人ともそう話をしてきたので」と強い口調で言われた．看護師は「わかりました」と答え，母親だけに説明した．

後日，同僚のスタッフに「自分はどう行動したらよかったのか」と相談したが，同僚からは「私たちは責任をとれないのだから，親に従うしかないわよ」と言われた．看護師はその後，子どもへの説明については親の意向に沿うこととし，特別なはたらきかけは行わなかった．

倫理的視点

▶ 子どもは，自分の身体のことやこれから起こりうることについて，きちんと説明を受けているか．また，「自分はどうしたい」という自分の思いを伝えることができているか．

▶ 親は「子どもを一人の人間として尊重しなければならない」ということを，きちんと理解したうえで行動しているか．

▶ 看護師は「子どもに説明する意義」「子どもの権利」について，理解できるように親に説明しているか．

解説　　看護職が患者の自己決定を尊重しなければならない理由は，医療や看護が行われた結果は，患者自身が引き受けなければならないからである．

　患者が子どもの場合，医療や看護の結果を引き受けるのは子ども自身であり，したがって子どもが受ける医療や看護について，子ども自身の自己決定を尊重しなければならない．しかし，「自己決定尊重の原則」は，判断能力が存在していることが前提であるため，子どもの発達段階においては，子ども自身の自己決定権を，完全に尊重することはできない．

1　親の理解を確認する必要性

　子どもの自己決定を代替したり支える役割を担う親が，「子どもの権利を十分理解しているか」「子どもの最善の利益を保証したうえで判断しているか」「子どもにとって最もよい方法を考えることができるかどうか」という点が大切である．

　私たち医療者には，親が「子どもをどう捉えているか」「子どもの能力を正しく評価できているか」「子どもの権利や，主体的に治療に取り組むことでの効果について，どの程度理解できているか」を判断し，不足していれば情報を提供することが必要になる．さらに，親の判断が子どもにとって最善とはいえない場合，看護職は子どもの安全を確保し，アドボケーター（権利を擁護する人）となることが求められる．

　今回の事例のように，本人には何も説明されず手術が行われた場合，子どもは自分の身体に起きている異変に戸惑い，状況を理解したうえでその後の治療に主体的に取り組むことが難しくなるかもしれない．手術後に目を覚ました子どもは，「何が起こっているの？」と混乱するかもしれない．何も説明されないまま，管やチューブが身体に挿入され，痛みがあり，多くのことを規制されるのだから，これは当然の反応である．

　親は「手術を受けると知ったら怖がるのでかわいそう」と，一見子どものことを考えたうえでの決断のように思われるが，子ども自身の権利を理解して

---

column　**プレパレーション（小児医療）**

　プレパレーションとは，子どもの発達に応じ，子どもが納得できる説明を行ったり模擬体験をさせることで，これから直面する事態によってもたらされる不安や恐怖に対して，子どもが心理的な準備を整え，「頑張ろうとする力」を引き出すケアのことである．

　子どもの理解力に合わせて，言葉だけではなく絵本やおもちゃなど，さまざまな道具も用いて行われる．また子ども自身が「頑張った」と達成感を感じられるようなかかわりも含まれ，両親（時にきょうだい）もその過程に参加できるようにする．

いるとはいい難い．子どもが自分の身体に起こっていることと，それに対する医療行為を理解し受容することが，主体的に治療に取り組む過程において非常に重要であることを，理解していないようにみえる．

　親は「つらい思いをさせたくない」「知らないで終わるのなら，それに越したことはない」など，親なりの考えや思いによって「説明しないこと」を選択していて，これは1つの自由な意見である．しかしこのような場合，医療者は親に正しい情報を与えたうえで，親に判断を求めることが必要である．

2 親に対する看護職のかかわり：アドボケーターとしての責任

　強い口調で否定されるとそれ以上言えないという看護師の気持ちもわかるが，子どもの看護に携わる看護職は，アドボケーターとしての役割について十分理解し，その役割を遂行することが求められる．

　子どもは「子どもの理解しうる言葉や方法を用いて，治療や看護に対する具体的な説明を受ける権利」を有し，「自分にかかわりのあることについての意見を表明する権利」をもっている．親がこれらのことについて十分理解し，子どもを主体的な人格の一人として捉え，子ども自身の最善の利益を考え，子どもの意思決定を代替したりサポートができるよう，医療者は親に対しても十分な説明を行う必要がある．

　ただし，親は医療者の説明によって意見を左右されやすいこともあることから，医療者は個人的な価値観や見解で誘導することがないよう，十分配慮することが必要である．また，子どもの養育責任は親が担っており，親の子どもに対する権利について配慮する必要があることも忘れてはならない．

---

column　インフォームド・アセント

　自己決定権が尊重されるためには，自己決定が合理的な判断によってなされることが前提となっている．

　インフォームド・コンセントの対象者は，「説明を理解する能力」「選択肢を選択する能力」「決定する能力」「決定に対して責任をとる能力」の4つの能力が備わっていることが条件とされているが，子どもはこの条件を満たしているとは限らない．

　そこで，7〜15歳未満の子どもには「インフォームド・コンセント」に対し「インフォームド・アセント（assent）」という

考えを採用している．

　アセントとは，「提案や意見などに対して，よく考えたうえで同意する，賛成する，要求を消極的に承認する」などの意味がある．つまり，自分に行われる行為について理解できるように説明され，その決断について了解することを意味する．

　インフォームド・コンセントのように法的な強制力はもっていないが，子どもの権利についても理解と尊重が広く推し進められることが求められている．

事例 2

検査時の看護師のかかわり
説明もなく採血された子どもと，採血の場に同席できなかった母親

　3歳7か月のA患児は気管支炎で入院し，現在入院7日目である．学生B は受け持ちから5日目である．

　朝の回診で医師から，「採血の結果次第で本日退院できる」と母親に説明があり，学生Bはベッドの上でおもちゃで遊んでいたAちゃんに「よかったね」と声をかけた．

　回診終了後，部屋担当の看護師がやってきて「お母さん，採血です．先生は採血が終わったら，すぐに外来に行かなければならないので，急いで処置室に来てください．Bさんは採血の準備をやってみましょう．すぐに来てください」と話した．

　学生Bは「Aちゃん，また来るね」と言い，急いで処置室に向かった．母親は「A，急がなきゃ」とAちゃんを抱きあげ，処置室に向かった．

　学生Bが処置室で待っていると，泣き叫ぶAちゃんを抱っこした母親が入ってきた．看護師は「では，お母さんは外でお待ちください」と声をかけ，母親は心配そうな表情で処置室を出て行った．

　採血終了後，学生BがAちゃんの部屋を訪室すると，AちゃんはBを見ようとしなかった．そのためBは，自分がAちゃんに何も説明していなかったことに気づいた．母親は「私も採血の時に一緒にいられればいいんだけどなあ」と話し，Bも「親が同席したほうが子どもも安心できるのに」と感じた．

　その日の午後，Aちゃんは退院となったが，学生Bとは最後まで目を合わせようとしなかった．

倫理的視点
- ▶子どもへの説明は，子どもがわかるように行われているか．
- ▶採血の場に親が同席することについて，子どもや親の希望を確認しているか．
- ▶子どもが説明を受けていなかったことに気づいた時，学生はどうすればよかったのか．
- ▶家族の思いや自分の気づきを誰かに伝え，よりよい看護に向けて改善しようとしたか．

解説
1　子どもへの説明不足

　この事例には，いくつかの問題が含まれている．まず，「採血の結果次第で本日退院できる」ということが，医師から母親に説明されている点である．もちろん母親に説明しないわけにはいかないが，子ども本人に対する説明の必

要性はなかっただろうか.

　親が子どもに伝えたほうがいいという場合もあるかもしれないが，親の説明とは別に，医療者は医療者として，患者本人に十分に説明する必要がある. たとえば，「身体の中のばい菌を調べて，ばい菌がいなくなっていれば退院できる」とか，「悪い菌が身体の中にいるかどうかを調べるには "採血" を行わなければならない」ということを，子どもが理解できるように，言葉や道具を用いて説明しなければならなかった.

　Aちゃんは理由もわからないまま，痛みを伴う検査を受けることになった. 患者が大人の場合，このようなことは起こりえない.「子どもであれば，説明の必要はない」のではなく，子どもだからこそ，状況から何かを推測したり，自分自身に置き換えたりすることは難しく，より具体的に，本人の状況に合わせて説明することが必要となる.

　学生Bも看護師から「急いで来て」と言われ，あわててしまったのかもしれない. しかし，実習でも第一に「患者のこと」を考え，行動することが必要だった.

　また，学生Bは医師から母親に説明があった後，「よかったね」とAちゃんに声をかけている. Aちゃんが，医師から母親への説明を「これから自分に起こる具体的な内容」と捉えて理解できていれば，Bの「よかったね」という言葉は意味をもつが，おそらく遊びに夢中になっていた3歳7か月のAちゃんが，大人同士の会話を自分のことだと理解できたとは思えない. 子どもの発達の状況を踏まえ，子どもには十分に向き合い，子どもの理解できる手法で説明しなければならない.

2 「子どもが家族と一緒にいる権利」の尊重

　処置室での「では，お母さんは外でお待ちください」との看護師の態度に関して，子どもの権利条約[1]では「子どもが親の意思に反して親から分離されないこと」が明記されており，日本看護協会小児看護領域の看護業務基準では「子どもは，いつでも家族と一緒にいる権利をもっている. 看護婦は可能な限りそれを保障しなければならない」[2]とされている.

　本事例では，採血に親が同席することについて，本人や家族に意思の確認を行っていない. 医療者に自らの思いや考えを伝えることができない家族は多く，何よりも子どもが痛みを伴う処置を受ける場合には，親も子どもも一緒にいたいと思うのが一般的である. 子どもの採血などの場面に家族が同席することを嫌う医療者は少なくないが，子どもはいつでも家族と一緒にいる権利をもっており，医療者といえどもその権利を奪うことはできないはずである.

　採血とは，痛みを伴う処置である. 子どもの採血は危険防止のため，検査

時に多くの医療者に囲まれ，身体を固定されることも多い．親が同席していないことで，子どもはより不安を感じ，泣き叫び，暴れ，固定する医療者は大勢で押さえつけることになるだろう．このような場面を想像すると，子どもは人間としての尊厳を尊重されているといえるだろうか．

3 子どもを一人の人間として捉え，誠意ある対応をとる必要性

学生Bは A ちゃんが説明も受けず採血されてしまった現実に気づいた後も，A ちゃんへ謝罪をしていない．「子どもだから」と軽んじるのではなく，一人の人間として，誠意ある対応が必要だったのではないだろうか．

学生と子どもの間の信頼関係は崩れ，修復されることのないまま退院となってしまった．また，家族が表現した「私も採血の時一緒にいられれば」という言葉を，学生という立場とはいえ誰とも共有せず，改善に向けて自分自身の意見の表明やはたらきかけも行っていない．

看護職は，他の職種も含めたチームで協働しなければ，質の高い看護を提供していくことができない．患者や家族の思いを知ったならば，それらを共有して代弁者となり，また意見を交わしながら，より高い水準の看護を追求していく必要がある．

学生という立場で難しいと思われることもあるが，専門職を目指す者として常に考え，行動を起こすことは非常に重要である．

事例 3

平等な看護の提供
自分の子どもと他の子どもへの
病院スタッフのかかわり方に差を感じた親

A 患児（11 か月）は川崎病であり，現在入院 8 日目で，2 人部屋で母親が付き添っている．

同室には B 患児（9 か月）が入院しており，母親と祖母が交替で付き添っている．B ちゃんは鎖肛のため，出生直後にストーマ造設術を受けて 1 か月入院した．退院後は自宅で生活していたが，根治術を受けるために再入院してきた．入院は 2 回目で，前回長期に入院していたこともあり，看護師や医師，保育士は B ちゃんの家族ととても親しく話をしている．

A ちゃんを受け持っていた学生 C は，A ちゃんの母から「看護師さんたちは B ちゃんが大好きみたい．いつも B ちゃんのところに遊びにくるもの．A のところには検温の時にしかこないのにね」との言葉を聞いた．意識して様子を見ていると，看護師や保育士は B ちゃんとその母親に頻繁に声かけしており，A ちゃんと母親とのかかわり方との違いを感じた．

　確かに，Bちゃんの家族は人柄がとてもよく，話題も豊富で話がしやすい．Bちゃんもいつもニコニコしており，慣れているためか検温なども泣かずに行うことができる．

　学生CもAちゃんよりBちゃんを受け持ちたかったと感じていたが，患者と家族に平等な感情をもっていない自分に気づくとともに，医療スタッフの患者へのかかわり方に差があることに，「これでいいのだろうか」と疑問を感じた．

倫理的視点

▶AちゃんとBちゃんに平等に看護を提供できているか．

▶患者や家族は看護に不満を感じていないか．

▶患者や家族が不平等を感じた原因は何か．

解説

　本事例は，見落としがちで気づきにくい「平等な看護の提供」に反した行動の1つの事例と考えられる．本事例での問題は，医療スタッフの行動や言動からAちゃんの母親が，「医療スタッフが自分たちよりBちゃん家族のほうを好んでいるのではないか」と感じていることである．

1　親密な患者・家族との「距離」

　Bちゃんは過去に1か月という長期の入院を経験しており，Bちゃんやその家族と医療スタッフの間に信頼関係が形成されていた．また，その後も外来通院を継続していたBちゃんは医療者にも慣れ，笑顔も多く，家族もとても話しやすい．そのため，医療スタッフはBちゃんのベッドサイドで過ごす時間が自然と多くなっていったと思われる．

　このような事例は，患者が子どもの場合に限らずよくあることといえる．以前入院していた患者が入院してくると，何となく親しみもわき，前回の入院時の話や退院後の生活の様子なども含め，話題が豊富になる．また，誰しも「何となく好感がもてる人」「会話が合う人」という人はいるもので，たとえば同じクラスメイトのなかでも，「自分と話が合うな」と思えば次第に交流も深まり仲がよくなって，一緒に過ごす時間が多くなるものである．

　看護職といえども「話がしやすい患者」「愛想のよい患者」には好感をもつのは当然である．また逆に，「あまり会話を交わしてくれない患者」「無愛想な患者」には，なかなかベッドサイドに足が向かなくなるものである．しかし看護を提供する際，「話がしやすい患者」と「話が弾まない患者」との間に差が生じるということは，許されることなのだろうか．

2　「平等な看護の提供」の意味

　「平等な看護の提供」とは，すべての患者に同じ時間，同じように接することを意味しているわけではない．重症度が高く，医療行為を多く必要とする

患者の場合，看護職が患者のそばで看護を提供する時間は多くなる．また，自分で身の回りのことができる患者と体を自由に動かせない患者では，看護職の行う看護ケアの内容には当然，差が生じてくる．

しかし，それは「不平等な看護」ではない．平等な看護ケアを提供するとは，同じ看護を提供することではなく，「その患者と家族にとって必要な看護を提供すること」ではないだろうか．さらにそれは提供する側だけの判断ではなく，患者・家族側も不平等さを感じないことが大切になる．

3 「不平等さ」を感じさせてしまったわけ

本事例で，Aちゃんの母親はなぜ不平等を感じたのだろうか．ベッドサイドにいる時間の長さだけの問題ではなく，おそらく自分たちが受けている看護に満足していないことが背景にあると考えられる．

入院数日前から体調不良であったAちゃんの看護に疲れ，入院後もずっと一人で付き添いを続けていた母親は，身体も心も相当疲弊していたのだろう．子どもと二人の生活で，不満を訴える相手もなく，世間話をすることもないなかで「自分も話を聞いてほしい」という思いが強かったのではないだろうか．つまり，Aちゃんの母親にとっては「話を聞いてもらう」という看護が必要であり，それらが満たされていればBちゃんの家族と話をしている医療スタッフに対しても，不平等さや不満は感じなかったと思われる．

ただし，「訴えが多い患者がいつも優先される」ということは避けなければならない．自分から不満や意見を訴えられる患者もいれば，なかなか自分の思いや感情を話せなかったり，遠慮する患者もいる．

看護職は常に，「患者と家族に必要な看護を提供できているか」を自分に問いかけながら看護を提供するとともに，「患者や家族はどのような思いで生活しているのか」を考えながら，必要な看護を心を込めて提供していくことが求められる．

---

column　児童の権利に関する条約（子どもの権利条約）

子どもは成長や発達の過程にあり，一人の人間として自立していくうえで必要な権利をもっている．これらは「児童の権利に関する条約（子どもの権利条約）」で，「生きる権利」「育つ権利」「守られる権利」「参加する権利」として保障されている．

より具体的には，「意見を表す権利」「適切な情報を入手する権利」「健康でいられるように治療を受ける権利」「教育を受ける権利」「休んだり遊んだりする権利」などがある．

ステップ 1
ステップ **2**
ステップ 3
ステップ 4

母性看護

おもな倫理的ポイント

◆ いのちを考える原点である.

◆ 母親の権利と胎児の権利を考える.

◆ 人格形成のスタート地点：母子関係を支える.

◆ 女性と家族の意思決定を支える.

解 説

1 いのちを考える原点である

　生命が誕生する場面が対象となる母性看護では，健康な児の出生とともに，先天異常や死産あるいは母体の死亡など，「生」と「死」が隣り合わせの現状がある．「いのち」を考え，それに向き合う原点となる領域であるといえる.

2 母親の権利と胎児の権利を考える

　出生前診断や人工妊娠中絶，合併症妊娠を継続するかの判断などにおいて，一般に母親の自己決定権と胎児の生存権という相反する価値観の対立が起こる．母性看護領域では，母児双方の権利を同時に考える倫理的ジレンマに遭遇することが多い.

3 人格形成のスタート地点

　幼少期における母親を中心とする家族との関係は，その後の子どもの人格形成にとって大きな影響をもたらす．いのちを産み育てることを支える母性看護では，その母子関係および家族関係の構築過程を見守り，支援することが大切な視点となる.

4 女性と家族の意思決定を支える

　これまですくい上げられなかった女性の声が，近年のリプロダクティブ・ヘルス／ライツという概念の普及によって尊重され，その自己決定権が保障されるようになってきた．しかし，新しいいのちを産み育てるには，女性とともにパートナー，家族，社会の協力が不可欠である．彼女たちが納得のいく意思決定が行えるような支援が，母性看護領域では重要となる.

事例

事例 1	死亡児に対する尊厳と両親へのかかわり **死産・死亡児に対する医師・助産師らの無関心**

妊娠中期の妊婦健診で子宮内胎児死亡の診断を受けた19歳のA氏. パートナーとは出産後に入籍予定となっていた. 突然のお腹の中のわが子の死に対し, 状況を冷静に判断できず, 何も考えられない状況となっていた. そのため一見すると悲しみを表出することもなく, 淡々と死産に向けての処置を受けているような行動をとっていた.

分娩室でA氏は, パートナーの立会いのもと, 数時間かけて胎児を娩出. その場に同席した助産師は, 死亡児を膿盆にのせ, A氏に会わせることなく別室に運んでいった. そして, 分娩室の外で「淡々としていて悲しんでいないようね. 結婚する前だったからよかったんだわ」と医師と話した.

倫理的視点	▶自分の価値観で, A氏やパートナーを捉えていないか. ▶亡くなった児を膿盆にのせるなど, 児に対して尊厳をもってかかわっているか.

解説	19歳のA氏は未婚であるものの, パートナーとは出産後に入籍予定であり, 生まれてくる子どもをパートナーとともに育てていく準備をしていたと思われる. またA氏のパートナーは, 分娩にも立会い, A氏を支えようとしていることがうかがえ, A氏とともにわが子を迎えようとしていたことが予測できる. しかし, A氏は妊娠中期の妊婦健診で突然, お腹の中のわが子が亡くなっていることを告げられた. 喜ばしい誕生がくり返される産科領域で, 突然に告げられたわが子の死. その現実を即座に受け入れることはできず, A氏は一見すると淡々としていると思われる行動をとっているようである.

1 自分の価値でA氏とパートナーを捉えていないか

大切な人を失うことに伴う大きな悲しみを「悲嘆」という. その最初の段階では人は呆然・無感覚の状態となり, 冷静に現実を受け入れているようにみえる. しかしそれは, 死があまりにも衝撃的であるためはっきりと反応が現れない「ショック期」の症状であり, A氏の反応はまさにこの症状であると考えられる.

分娩に同席した助産師の「淡々としていて悲しんでいないようね. 結婚する前だったからよかったんだわ」という発言は,「未成年」「未入籍」からもたら

ステップ 1

ステップ 2

ステップ 3

ステップ 4

される先入観そのもので，A氏やパートナーの悲しみを理解しようとする姿勢が感じられない．ありのままのA氏やパートナーの実情を理解し，支援する姿勢が，助産師には必要である．

2 亡くなった児に対して尊厳をもってかかわるとは

A氏が数時間かけて出産した児は，A氏とパートナーにとっては，たとえ亡くなっていようとも大切な「わが子」であることには変わりはない．母性看護領域における子どもの死は，その親にとっては誕生と死を同時に経験する出来事といわれている．悲しい出来事ではあるものの，一方で「生まれてきてくれた」「やっと会えた」という出会いの場でもある．分娩室にいた助産師が死亡児を，通常，汚物などの処理に使用する膿盆にのせた行為は，まさにこの視点が欠落した状況といえる．

このほか，児の尊厳を守る具体的なケアとしては，母親やパートナーと児との対面がある．この際は，母親とパートナーの意向を十分に確認しつつ行うことが前提となる．助産師は亡くなった児をA氏たちに会わせることなく別室に連れていったが，児は数日後には火葬されて姿かたちがなくなってしまう状況であることを念頭におき，母親・父親と子どもがしっかりと対面し，確かに宿ったいのちであることを体感できる支援が必要となる．

たとえば，児を温かいタオルで包み，温めた産着を着せ，A氏とパートナーに抱っこしてもらう，ベッドに寝かせ，いつでも触れあえる環境をつくることが大切である．また，髪の毛や臍の緒，爪，手足型など思い出の品となるものを残すこと，沐浴や着替え，授乳など親たちが「親としてできること」を経験できるようにすることも大事である．母親やパートナーの意向を最優先としながら，十分なインフォームド・コンセントに留意し，これらの選択肢を提示することが，児の尊厳を守ったケアにつながるといえる．

---

column　プライバシーの保護

母性看護領域で対象となる女性の性や妊娠・出産に関する情報は，極めて個人的なものである．たとえ配偶者・パートナー，家族であっても知られたくない情報を含むことが多い．「過去の妊娠，人工妊娠中絶を現在のパートナーには秘密にしてほしい」「パートナー以外の家族には伝えないでほしい」などの依頼を女性から受ける看護職は少なくない．

このように，性と生殖に関する健康情報を扱う母性看護においては，「自分の情報は誰に"伝える"あるいは"伝えない"」という自己の情報を自らがコントロールする権利の保護が重要となる．

事例 2

患者の立場に立った支援
頻回授乳の強制

　長時間に及ぶ出産を経験した産後 3 日目の初産婦 A 氏. 妊娠中から母乳栄養での育児を希望し，乳頭ケアを積極的に行っていた. 出産後，1 〜 2 時間おきの授乳を行っていたが，A 氏の乳頭は陥没乳頭で硬めでもあり，新生児に乳頭をなかなかくわえさせることができず，夜間もほとんど寝ることなく過ごしていた.

　これを見かねた実母が，「赤ちゃんを少し預けて眠ったらどうか」と提案し，看護師に相談した. しかし看護師は，「今ががんばりどころ. 吸わせ続けていれば必ず母乳は出るから. がんばって」と言い，部屋を出て行ってしまった.

　A 氏は泣く新生児をぎこちなく抱きあやしながら，実母とともに途方に暮れていた.

倫理的視点

▶A 氏の心身の状態について，適切なアセスメントを行っていたか.
▶看護職の価値観を押しつけていないか.

解説

　A 氏は産後 3 日目で，初めての出産が長時間にわたったものの，出産後も母乳栄養の確立に効果的といわれている頻回授乳を続けている. A 氏は妊娠中から希望していた母乳栄養の確立に向け，必死に取り組んでいる.

1 A 氏の疲労状況についてのアセスメント

　A 氏の授乳や身体的な状況については，硬めで陥没乳頭という A 氏の乳頭の状態，加えて初産婦の A 氏のぎこちない抱き方の様子から，不安定なポジショニングの現状がうかがえ，授乳時における新生児の乳頭吸着が困難となっているように思われる.

　一方，身体面においては，出産後から 1 〜 2 時間おきの授乳を続けており，長時間にわたる出産時の疲労を回復する時間もないまま，産後数日を過ごしている状況である. 実母が「赤ちゃんを預けて少し眠ったらどうか」との言葉を発したことからも，A 氏の蓄積された疲労状況が明らかである.

　次に「産後 3 日目」という時期は，出産後に一過性に生じる軽い抑うつ症候群であるマタニティブルーズが起こりうる時期にあたる. マタニティブルーズは，出産による内分泌を中心とした母体生理機能の激変と，母親になったことによる環境の変化や育児に伴う疲労などの諸要因が相まって生じるものといわれている. 一般に産後 2 週間ほどで生理的に自然に軽快するといわれ

ているが，産後うつ病に移行することもあり，注意が必要である．

　一般に母乳栄養は，新生児にとっては栄養価が高く，免疫物質を哺乳できること，母子相互作用の促進により情緒の安定につながること，また母親にとっても子宮の復古を促すことや母親役割の獲得を促進することなど，母子双方の心身両面においてよい影響をもたらすことがわかっている．

　一方で，母乳栄養の確立が困難な事例においては，精神的に追いつめられる事態になりうるものともいわれている．マタニティブルーズが起こる時期と一致する産褥早期の母乳育児支援においては，母子双方の状態を把握した，きめ細やかな支援が不可欠であろう．今回の事例では，これらのA氏の心身の状況に対する観察を看護職自身で十分に実施していない点も問題である．

2 優先度の判断―看護職の価値観の押しつけがないように―

　これらの状況から，A氏の場合，疲労の回復に向けた支援は優先すべき事項であると考えられる．一方，産後3日目は乳汁の分泌量が増加し，乳房の充満や熱感が出現し始める時期にあたる．この時期に児からの効果的な吸啜がなされることで，分泌量が順調に増加し，病的緊満を予防することができる．

　したがって，A氏に対しては一時的に新生児を預かり，休息を確保しつつ，授乳時には陥没で硬めな乳頭であること，ポジショニングが安定しないことに対する支援を行うことが重要となるだろう．

　また，これらの支援の提供にあたっては，A氏や実母などの意向を把握し，その希望・要望に向き合うことが重要である．心身両面の状態をアセスメントすることなく，看護職の価値観を押しつけてケアを提供することは，適切な対応とはいえない．

---

column　人工妊娠中絶と倫理的課題

　人工妊娠中絶は胎児の生命を中断することとなるため，多くの倫理的な課題を含む．胎児の人格・人権はどこから認められるか，すぐれた子孫のみ残すという優生思想にどう対応するか，などが一例である．

　また，実際の母性看護の場面において看護職は，妊娠および妊娠の継続が困難な状況におかれた女性を同時にケアするため，「自然に妊娠し，順調に経過しているもの

を中断する」ことへの否定的感情をもちやすく，心理的葛藤が生じやすい．加えて，人工妊娠中絶を受ける女性は手術後短時間で医療機関を後にするため，女性が人工妊娠中絶を選択したことで感じるさまざまな心情への対応が不十分となること，中絶された胎児への同情，中絶にかかわった看護職間での悩みや葛藤の共有の機会がないことなどを，看護職は体験することとなる．

事例 3	出生前診断と倫理的課題
	胎児異常の可能性に動揺する妊婦への対応

　40歳のA氏は5年間の不妊治療を経て，初めて妊娠をした．前回の妊婦健診の際，超音波検査で見た胎児の成長をまた確認したいと，今回の検査も楽しみにしていた．

　「かわいい，大きくなっている」と超音波画面を見つめるA氏に対し，「この部分が気になるな……」と医師が胎児異常の可能性について話し始めた．

　超音波検査終了後，A氏はかなり動揺し，「やっと来てくれた赤ちゃんだからどんな子でも産もうと思っていたのに，その気持ちが揺れちゃう．どうしよう．もっと詳しい検査を受けたほうがいいのかな……」とつぶやいた．

倫理的視点

▶胎児異常の可能性に関するA氏への説明はどうあるべきか．

▶出生前診断を受けるかどうかの相談対応で求められることは何か．

解説

　出生前診断とは，出生前に母体内の胎児の異常の判定を目的として行われる検査である．この検査によって胎児期からの治療や出生後早期の治療に向けた準備が可能となった一方，A氏のように通常の診療時に思いがけず胎児の異常の可能性を知らされる状況や，胎児に障害の可能性があるとわかった場合に人工妊娠中絶が選択されるといった倫理的な課題が生じる．

1 胎児異常の可能性に関する説明に重要なこと

　出生前診断は大きく2つの検査に分けられる．1つは羊水検査などにより胎児異常が診断される確定検査であり，もう1つはある疾患の罹患に関する可能性などは把握できるものの，その確定診断には至らない非確定検査である．

　日本で妊娠の全期にわたって行われることが多い超音波検査は，出生前診

---

column　リプロダクティブ・ヘルス

　リプロダクティブ・ヘルスとは1990（平成2）年にWHOによって提唱された概念で，「性と生殖に関する健康」と訳される．

　リプロダクティブ・ヘルスにおける健康な状態とは，人が性感染症の恐れなしに安全で満ち足りた性生活を営むことができること，子どもをもつか，それはいつかなど，妊娠や出産について自由に意思決定ができること，また安全な妊娠・出産や健全な子どもを育てる経験ができることである．

断の非確定検査の 1 つであるが，多くの妊婦は A 氏のようにその認識をもつことは少ない．そのため，看護職はこのような妊婦の状況を十分に理解し，超音波検査の目的やその検査を受けることによって判明する事項，結果の説明にあたって留意することなど，非確定検査であっても事前のカウンセリングや十分な説明が必要となる．検査によって判明した胎児異常の可能性がたとえ低率であったとしても，わが子に異常がある可能性を告げられることは妊婦や家族に大きな動揺をもたらすものであり，その解釈は多様となる．医療者が十分な説明をしたと思っても，妊婦とその家族の不安は必ずしも一掃されるわけではない．看護職には妊婦，パートナーなど家族それぞれの思いの聞き手となることが求められるため，出生前診断にかかわる各種ガイドラインや学会の見解に基づいた対応に関する理解が必要となる．

2 出生前診断に関する適切な意思決定支援

意思決定支援は，医療者からの一方向のかかわりでなされるものではなく，対象となる人たちのニーズを中心においた対話を軸に展開される．そのため，出生前診断を受けるかどうかの相談場面においては，妊婦やパートナーの心の動きを読み取りながら，彼女たちの考えや価値観を優先した話し合いが重要である．意思決定をするうえで大切にしたいことを理由とともに把握するなど，当事者が大切とする価値観を尊重した意思決定支援が求められる．

また，当事者たちが理解しやすく活用できる形で情報を提供することも大切である．具体的な出生前診断の方法や検査の対象となる疾患などの医学的情報とともに，出生前診断を受けるか決定する際に今後の見通しを妊婦やパートナーがもてるよう，検査を受けることで起こる心の動き，必要となる選択，他の女性たちがその選択を困難に感じた理由などの情報が有益となる．

---

column **生殖補助医療と倫理的課題**

生殖補助医療技術の進歩は不妊治療を大きく進展させた一方で，本来「子どもは授かるもの」であるはずが，そこに人の手が加わることの倫理性など複雑な倫理的課題をもたらした．

代理懐胎・出産においては，女性の身体の道具化の可能性や子どもの引き渡しの拒否，障害をもつ子どもが生まれた際の引き取り拒否などの対応が課題となっている．また，非配偶者間での治療で生まれた子どもの出自を知る権利に関する問題（例：知らせたくない親と遺伝上の親を知りたいという子ども）も指摘されている．

精神看護

おもな倫理的ポイント

◆ 行動制限における法律の適正な運用と，人の自由を拘束することの意味を，真摯に受け止める．

◆ 患者の身近な存在として，アドボカシーの姿勢を養う．

◆ 患者の自己決定を支援する．患者の自己決定は，医療者と患者の共同作業である．

解 説

1　人の自由を拘束することの意味

　精神科医療では，精神保健及び精神障害者福祉に関する法律（精神保健福祉法）のもと，治療のための非自発的な入院や行動制限（隔離や身体拘束，持ち物の制限など）が実施されている．医療者は，それらが「治療のため」とはいえ，人の自由を拘束することに他ならないことを十分認識しておくことが求められる．

　看護職は，患者の病状や「治療のため」という名のもとに，患者の権利が不当に侵害されていないか，自らのかかわりも含めて，常に見直していく必要がある．日本精神科看護協会により提示された精神科看護職の倫理綱領[1]においても，基本的人権の尊重や行動制限を最小限にとどめることなどが提示されており，看護職の重要な責務であるといえる．

2　アドボカシーの姿勢

　看護職は患者の身近な存在として，患者の意向を確認しやすい立場でもある．患者の意向が治療に反映されているか，患者中心の医療となっているか，常に点検しながら，時には患者の代弁者としての役割を担うことも必要である．

3　自己決定支援

　患者を中心とした医療・ケアの実現を考える時，自己決定支援は極めて重要な中核をなす支援である．自己決定支援をめぐっては，自己決定を尊重することで患者にとってデメリットの多い選択を放置することになりはしないか，医療者主導の決定になってはいないかといったジレンマが常に付きまとう．

　さらに，精神科においては，精神症状や認知障害の程度，重症度などを踏まえた自己決定支援を要する．一方的な医療者主導のパターナリズムあるいは患者任せの自己決定だけではなく，患者と医療者が協働で考え検討し決定していく緩い自己決定[2,3]，Shared Decision Making（意思決定の共有）[4,5]に代表される医療者と患者の双方向性の意思決定が重要となるであろう．

事例で理解を深める

事例 1

行動制限への介入
他害リスクと患者の権利

　A氏，40代，男性．統合失調症患者．両親は他界．兄妹がいるが，手続き上の協力のみで，入院中，面会には来ない．

　A氏は，被害関係妄想（「咳払いは自分への非難」「馬鹿にされている」）などの症状があり，入院して薬物療法を実施しているが，十分な症状改善には至っていない．これまでも，隔離解除後に暴言や身体的暴力に至り，再度隔離となることが2回あった．

　今回は，病棟ホールで看護師Bと患者Cが談笑しているところに通りかかったA氏が突然，「馬鹿にするな！」と怒鳴り，看護師Bにつかみかかろうとしたところを，複数の看護師に抑止された．興奮が収まらない状態のため，精神保健指定医の診察により身体拘束となった．

　翌日A氏は，訪室した受け持ち看護師との振り返りのなかで，「自分のことを笑われたと思ったが，ひょっとしたら勘違いだったかもしれない．悪かった」「楽しみにしている音楽グループ（作業療法）に出られないのはつらい」と述べていた．

　行動制限検討カンファレンスでは，「症状はあるし，解除したらまた同じことをくり返すのではないか．他の患者の安全が守れない」「A氏の言葉は信用できない．看護師Bだって安心して働けない」との意見が出た．医師からは「病状の不安定さはある」と意見され，身体拘束は解除されたが，隔離処遇となった．

　受け持ち看護師は，他のスタッフの意見も理解できると思う一方で，A氏にとっての最善のケアについて検討できておらず，このままでは隔離が長引く恐れを感じていた．

倫理的視点
▶被害者への配慮か，患者の人権か．
▶他害リスクの蓋然性（再び起こる可能性）の高さと患者の権利の尊重のどちらを優先すべきか．

解説

1 被害者への配慮か，患者の人権か

　隔離や身体拘束などの行動制限は，患者の自由を制限する行為であり，その実施には，適正さとともに，常に最小化に向けての努力が求められる．本事例では，身体拘束は解除されたが，隔離の解除に向けては見通しが立っていない．

　その背景には，くり返される暴力で看護師や患者が被害に遭っており，スタッフの間に，心情的に行動制限解除に向けて検討することへの抵抗を感じていることがうかがえる.

　隔離の継続をどのように捉えるべきか，今後に向けて，被害者への配慮と患者の人権の両者を尊重する方向性を見出せるか，考えていく必要がある. 隔離，身体拘束の実施は，当事者である患者，実施にかかわった医療スタッフの双方にとってトラウマ体験ともなりうる. 暴力被害も同様である. トラウマを念頭においたトラウマ・インフォームド・ケアやデブリーフィングの実施が悪循環を打開するヒントになるかもしれない.

2　他害リスクの蓋然性の高さと患者の権利の尊重

　Ａ氏の精神症状は以前と大きな変化はなく，症状回復には至っていない. 一方，今回の行為については，一定の現実的な理解と，悪いことをしたという思いを，Ａ氏なりに振り返ることはできている.

　他害リスクの蓋然性の高さをどう評価し，活かしていくかがポイントとなる. 過去の暴力エピソードから，リスクが高まる要因や状況を丁寧にアセスメントし，Ａ氏および看護職の対策を検討することが求められるだろう. 看護職は，患者の自由を制限する行為は最小限にするよう努力すると同時に，看護の対象となるすべての人の安全を確保していく必要がある. 一人の患者の自由を尊重することが他者の害になってはならないし，その両者のバランスをどのようにとっていくかが求められる.

3　くり返される暴力に対する負の感情

　本事例では，一人の患者にとって最善と考えられるケアを実践しようとすると，それが他者の安全を脅かすなど他者の利益を損なう危険性があり，ジレンマが生じている. また，暴力のくり返しにより，医療スタッフには，Ａ氏に対する不信感や無力感など負の感情が生じている.

　Ａ氏は暴力に対して「症状による誤解」で生じたことであると認識し，反省の弁を述べており，現状では症状と一定の距離を保つことができている. また，音楽グループに参加できないことを苦痛に感じている. 病状が安定しないＡ氏にとって，楽しみや希望は，健康的な側面の活性化につながり，回復への足掛かりとなりうる. 隔離により音楽グループに参加できない状況は，Ａ氏の回復への機会を奪うことにもつながる. 受け持ち看護師は，隔離を最小限にして，Ａ氏の思いを尊重して回復の機会を提供していきたいと考えている.

　一方で他のスタッフは，今回で暴言・暴力が３回目となるＡ氏が，隔離解除により，再び同様の行為がくり返されるのではないかという危惧を抱いており，他の患者や医療者の安全を守ることを重視している. 一見，受け持ち

看護師の意見と対立的にも思えるが，突き詰めて考えれば，暴言・暴力がくり返されることは，安全など他者の利益を損なうだけではなく，結果としてＡ氏の利益をも損なうことになりうる．「Ａ氏を含む携わるすべての人の安全，利益を守るためにはどうしたらよいのか」という視点に立って検討していくことができれば，新たな方策が見出される可能性もある．

そのためには，スタッフ間に生じている負の感情についてもとりあげていくことが必要である．負の感情は，時として自覚のないまま，臨床判断に影響する場合がある．医療者が負の感情を自覚すること，認めることは非常に重要である．

暴力は，いかなる理由であれ，許されるべきものではない．その点は，Ａ氏にもきちんと伝え，迷惑行為など院内全体での対応も要する．また，被害に遭ったスタッフや患者に対して，個別にサポートを要することはいうまでもない．スタッフには，怖さ，悲しさ，困惑，不信，驚き，怒り，無力感など，さまざまな感情が生じ，蓄積されてきたと思われる．スタッフそれぞれに生じた感情を率直に話すことができる場，認め合える場を設けることが必要となるだろう．また，そうした感情の一部，たとえば「悲しさ」などＡ氏が受け止めやすい感情を選択して，Ａ氏とも機会をみて共有することができれば，新たな関係構築にもつながっていくかもしれない．

4　患者を隔離する場合，隔離しない場合の条件とは

患者の隔離については，精神保健福祉法上において「患者の症状からみて，本人又は周囲の者に危険が及ぶ可能性が著しく高く，隔離以外の方法ではその危険を回避することが著しく困難であると判断される場合に，その危険を最小限に減らし，患者本人の医療又は保護を図ることを目的として行われるものとする」とされている[6]．隔離以外の方法でその危険を回避する手立てがないか，常にカンファレンスなどで検討していく必要がある．

リスクをゼロにはできないため，リスクがありながらそれをどう減らすことができるかを考える必要がある．たとえば，いくつかの対策を挙げて，それぞれのメリット，デメリットを検討し，対策を決定する．

１案：隔離継続の場合，メリットとしては，安全の確保や新たな労力を要さないこと，デメリットとしては，音楽グループに出ることができない，治療意欲の低下の危険性，自由の侵害などがある．

では，隔離以外の方法ではどのような対策が可能か．

２案：看護職が常時付き添う場合，メリットとしては，音楽グループに出ることができる，安全の確保，きめ細かいケアが可能など，デメリットとしては，人手が必要，常時付き添われるＡ氏の負担も生じるといった危険性がある．

ステップ 1
ステップ 2
ステップ 3
ステップ 4

　　３案：A氏とともに暴力に至らないセーフティプランを作成する場合，メリットとしては，音楽グループに出ることができる，未来においても暴力を予防できる可能性，A氏の治療への主体性が高まる，デメリットとしては，時間がかかるなどが考えられる．

　　３案により，被害関係妄想が高まり暴力に至りやすい状況や時間帯などがわかれば，それを避ける手立てやリスクの高い状況に一時的に看護職が付き添うなど，２案の活用や時間開放などを含めた運用などの実施可能性も考えられる．

　　いずれにせよ，このような対策をスタッフだけではなく当事者であるA氏も含めて話し合っていけると，よりよい選択につながっていくのではないかと思われる．

事例2　　意見が対立した際の看護師の役割
本人の意向か家族の意向か

　　A氏，60代，女性．大うつ病性障害患者．夫は２年前に他界，長男は遠方に住んでいる．

　　夫を亡くしたことを契機に，落ち込み，意欲の低下などの症状が出現し，うつ病と診断された．１回目の入院では，薬物療法により改善し，ヘルパーによる生活支援やデイケアなどを導入して，退院となった．今回は，１回目の入院から退院後３か月での自殺企図（縊首）により，再び入院となった．

　　現在，A氏の症状は改善し，希死念慮も消失している．A氏は，自殺企図について「夫のことを思い出して寂しくなってしまった．もうバカなことはしない」と話し，退院後の生活について「元の生活に戻り，庭の花壇の世話をしながらゆっくり気ままな一人暮らしがしたい．うちの花壇は近所の人に好評なの」と希望した．しかし，長男は「一人暮らしはさせたくない．母には長生きしてほしい．自分が一緒に住むことは無理なので，どこか施設に入所してほしい」と述べており，A氏と意見が対立している．

　　医師も，前回退院時にサポート体制を整えたが今回の自殺企図に至ったことで，一人暮らしへのリスクを感じている．ケア会議では，A氏と長男の意見は折り合わず，医師も長男の意見に賛成という状況で，精神保健福祉士からは「施設も検討しつつ，A氏の意向もあるのでまた話し合いましょう」と述べて終了となったが，結果としてA氏が孤立することとなった．

　　ケア会議後，A氏は受け持ち看護師に，「住み慣れた自分の家でのんびり暮らしたいだけなのに，そんなに無理なことを希望しているの？」と泣きながら話していた．

ステップ 1
ステップ 2
ステップ 3
ステップ 4

倫理的視点	▶退院後の生活を決定する自由はどこまで尊重されるのか.
	▶本人にとっての最善の利益とは何か.

解説	**1　退院後の生活を決定する自由はどこまで尊重されるのか**

　精神科看護職の倫理綱領[1]では,「精神科看護職は, 対象となる人々が, その人らしく地域で生活できるよう, 当事者, および家族とそれらの団体, 他の専門職・各種団体との連携を図る」ことが挙げられている. A 氏は夫を亡くして以降, 一人暮らしを送ってきた. 自律尊重の原則からは, 自分自身の行動を決定する自由を尊重することが求められる. しかし, 一人暮らしのリスクがあるなか, どこまでその自由は尊重されるか, その人らしい生活実現に向けた看護職の役割が問われている.

2　本人にとっての最善の利益とは何か

　A 氏にとって最善の利益とは何か, A 氏が最善の選択ができるように何ができるかを検討していく必要がある. 長男は「母親に長生きしてほしい」という思いから, 自殺を危惧し, 一人暮らしに反対している. 医師も同様に, 一人暮らしのリスクを感じており, 患者に害を及ぼす可能性を危惧している. ここでは, 無危害の原則, 善行の原則と自律尊重の原則との対立が生じていることが確認できる.

　それぞれの立場での価値を確認しよう. A 氏は「庭の花壇の世話をしながら, ゆっくり気ままな一人暮らしがしたい」と希望し, 自分に合った今までの生活を重視している. 一方, 長男は, A 氏の望む生活を維持することよりも自殺を予防することを重視していて, A 氏と価値の対立が生じている. さらには, 医師も A 氏の自殺を予防することを最重要と考えている. 長男も医師も, A 氏にとってよかれと思うこと, あるいは害を最小限にしたいという思いは同じである.

　果たして, A 氏にとって何が最善なことなのか, 今一度確認する必要がある. 自殺予防ということが果たして A 氏の望む人生, 生き方をも上回る優先事項であるのか. それが現在の A 氏の回復状態においても, 当てはまるのだろうか. A 氏にとってよかれと思う選択が, 必ずしも A 氏にとってよい選択となるわけではない.

3　選択肢の検討と看護職の役割

　それぞれの選択肢を検討してみよう. 長男の希望通りに, 一人暮らしではないこと (例：施設への入所など) を選択した場合, どんなメリット, デメリットがあるのだろうか.

　メリットとしては，A氏に対する支援者が増えるかもしれない．一方，デメリットとしては，自己決定を阻害され，他者が選択した生活を送ることになるため，A氏は傷つき，無力感が増大するかもしれない．場合によっては絶望感から，新たな希死念慮を生じさせる可能性がある．

　A氏の希望通りに選択をするとどうなるか．メリットとしては，A氏自身が尊重され，自己効力感が高まる可能性がある．一方，デメリットとしては，支援の不足が生じる可能性があること，再び同様の状況になりうる可能性があることが挙げられる．

　つまり，自殺のリスクは，いずれの選択肢でも生じうること，ゼロにはできないことがわかる．それぞれの選択肢のメリット，デメリットについて，本人や長男も含めて十分な吟味をしていくことが求められる．

　なお看護職には，そうした吟味の過程や話し合いの場で，A氏に補足説明を加えるなど，A氏が話し合いに参加できるよう支援することや，A氏が伝えたい思いをその場で伝えられるように支援していくことが期待される．また，家族としての長男の思いも十分に聴く場を設けるなど，家族への支援も必要である．A氏も長男も十分な吟味ができれば，両者にとって納得のいく選択につながることが期待できる．

4　本人の潜在的能力を見出す努力

　自殺を予防することそれ自体は，重視されるべきことであるが，現在のA氏は希死念慮も消失し，今後に向けての希望を述べている．現在のA氏の状態をふまえると，A氏の生活への希望を尊重する選択肢を検討対象とすることは可能ではないだろうか．

　時として，リスクを重視するあまり，A氏の潜在的な能力を見出しにくい状況に陥りやすく，その結果として，患者の権利を阻害することも起こりうることには，注意が必要である．リスクを最小限にし，A氏の希望通りの一人暮らしを選択するためには何が必要か，改めて考えてみる必要があるだろう．

　前回退院時に支援体制は整えられていたが，A氏が救助行動をとることはなかった．医療者は，支援体制を整えはしたものの，それを活用するA氏の視点に立ったケアが果たして十分に行えていたかどうか，見直す必要があるだろう．

　A氏自身が救助行動をとれるようになるには，A氏自身が，一人暮らしのリスクとそのなかでA氏がとるべき救助行動などについて，具体的な情報提供を受ける必要・権利がある．よりよい支援体制に向けて，訪問看護などの活用の検討だけではなく，A氏が支援をうまく活用できるように準備していくことが求められる．さらに，再び希死念慮が生じた時どう対応するのか，A

氏に具体的に考えてもらうことも重要となる．

　退院後の生活は，他の誰のものでもなくＡ氏の人生であることを念頭におきながら，Ａ氏も含めた多職種関係者間で十分な話し合いをくり返し，合意形成していく必要があるだろう．

| 事例 3 | 自己決定と病状悪化のリスク
意見が対立した際の訪問看護師の役割 |

　Ａ氏は，48歳の男性で，統合失調症の治療で半年ほど入院していたが，薬物療法で改善し，1か月前に退院となった．もともと一人暮らしで，唯一の肉親である叔母が近所に住んで服薬など支援していたが，叔母が亡くなったことで服薬中断したことが，病状悪化に影響したと考えられた．

　そのため，これまで支援サービスの利用のなかったＡ氏であったが，今回の退院後は，初めて週1回の訪問看護とデイケアの利用を開始した．現在のところ，デイケアには週2回通う予定であるが，朝起きられないことも多く，週1回しか行くことができていない状況だった．

　ある日，デイケアでプログラムが一緒になったＣ氏から，偶然，就労継続Ｂ型の話を聞いたＡ氏が，訪問看護場面で「自分も（就労継続Ｂ型に）行きたい，デイケアなんて嫌だ，お金がほしい．なのに，デイケアスタッフはわかってくれないし，医者にも反対された」と話し，とても憤慨していた．

　訪問看護師が，デイケアスタッフや主治医に問い合わせたところ，両者とも「退院してまだ1か月しかたっておらず，週2回のデイケアにも十分行くことができていない状況では就労継続Ｂ型は時期尚早である，まずはデイケアに週2回行けるようになること，退院後の生活に慣れ，生活リズムをつけて病状の安定した生活を送ることなどが重要である」という見解であった．

倫理的視点
▶自律を尊重するとはどういうことか．
▶本人にとっての最善の利益とは何か．

解説

1　自律を尊重するとはどういうことか

　自律尊重の原則を考えることは，同時に自己決定支援のあり方を問うことでもある．今回の事例では，就労継続Ｂ型で働きたいと希望するＡ氏と，退院して1か月のＡ氏を気づかいデイケアを中心とした生活の確立に重点を置く医療者との認識にズレが生じている．自律尊重が本人の行動を本人の価値基準に従い自身で決定していくことであるとすれば，携わる支援者は，Ａ氏がどのような価値や信念に基づいて就労継続Ｂ型への希望を述べたのかにも，

十分関心をもつことが求められるだろう．また，医療者には，何を危惧しているのかをＡ氏に伝えることや，Ａ氏を統合失調症で入院治療をしていた患者としての捉え方だけではなく，一人の生活者としての捉え方も意識しながら，Ａ氏と話し合うことが求められるだろう．

　訪問看護師には，両者が率直に話し合える場をつくる提案をすることや，医療者の考えていることを補足しながらＡ氏に伝え，またＡ氏が自己の考えていることや心情も含めて医療者に伝えられるように準備を手伝うことや，伝える場に付き添うことなどの役割を担うことが求められる．

2　本人にとっての最善の利益とは何か

　医療者は，Ａ氏が病状悪化せずに退院後の生活を送ってほしいと願い，デイケアに通い生活リズムをつけることを優先している．一方，Ａ氏は，デイケアよりも就労継続Ｂ型に関心があり，収入も得たいと意欲をもっている．一見，意見の対立に感じられる場面であるが，"入院せず地域生活を営む"という点については，共通目標ともいえる．両者の共通点を見出しながら，Ａ氏の人生の充実に向けて，意見を交わし考えることができれば，本人にとっての最善の利益が共有されることは可能ではないか．

　生活リズムをつけることが現状のデイケアではうまくいかない点も，Ａ氏自身が希望する就労継続Ｂ型に置き換えることで，Ａ氏の意欲が高まり，自ずと生活リズムがつくことにつながる可能性もある．医療者が気にかけているだろう病状悪化についても，Ａ氏自身が希望する就労継続Ｂ型への参加継続のためには，どう病いと向き合い，セルフマネジメントしていくかが求められ，そのことを積極的に話し合う機会にもなる．

　地域で生活するＡ氏を支援する訪問看護師には，働きたいという希望をＡ氏の強みとして着目し，Ａ氏を含め，かかわる支援者が共通基盤を見出せるようなアプローチが必要となる．

ステップ 1
ステップ 2
ステップ 3
ステップ 4

在宅看護

■ おもな倫理的ポイント

◆ 看護の場の多様化に伴って，対象者が拡大している．

◆ 対象者本人のみでなく，家族の意思も尊重する．

◆ QOL の視点をもち，支援を工夫する．

解　説

1 対象者の拡大

在宅医療・療養を推進する政策に後押しされ，在宅療養中の看護の対象者はますます増加している．在宅での看護の対象者は，小児や妊婦，高齢者や終末期の人まで多様である．また，幅広い支援を必要としているため，看護職には深い知識と確かな援助技術が求められる．

日々進化する在宅医療・看護の分野では，特に最新の知識を身につける必要がある．

2 家族の意思の尊重

在宅療養する対象者を支えているのは，家族である．本人の意思は最も重視されるべきだが，本人と家族の望むことが異なる場合に

は，両者に介入し，その調整役を看護職が担う場合もある．

家族にも尊重されるべき生活があることを念頭において，家族支援を含めた看護の視点をもつことが望まれる．

3 QOL 向上のための支援

住み慣れた自宅や馴染みのある地域で生活することは，広い意味での対象者の QOL 向上に寄与しているといえる．ただし，自宅で暮らすことが，すべてにおいて優先されるべきことであるとは限らない．施設での生活のほうが，対象者のニーズを満たすことができる場合もある．

固定観念にとらわれることなく，広い視野をもって，対象者と家族の QOL 向上を支援する方法を問い続けることが必要である．

事例 1	虐待への医療者としての対応
	高齢者の身体的虐待

　A氏（70代, 女性）は, 脳梗塞後遺症として右片麻痺があり, 要介護3と認定され, 夫と二人で生活している. 週に1回のデイサービスと月に4日のショートステイを利用しているが, ほとんどは夫が介護している.

　ある日, デイサービスで入浴した際に, 職員がわき腹と内股にあざを見つけた. A氏に聞くと「転んでぶつけてしまった」と話すが, 転倒してぶつけるような場所ではなかったため, 職員は虐待の可能性を疑い, すぐにA氏の担当のケアマネジャーBに連絡した.

　ケアマネジャーBは翌日A氏宅を訪問し, A氏の夫が自宅での介護に困っていないかどうかを確認した. 夫は「妻は, 麻痺があるから何もできない. 全部俺がやってやらないとダメになってしまった. 目を離すと一人でどこかに行って転んだりして. 自分では起き上がれないのに. 時々イライラする」と話している.

　散らかったA氏の自宅を見て, ケアマネジャーBも虐待の可能性を感じていた.

倫理的視点

▶高齢者虐待防止法によって, 看護職はどのようなかかわりが求められているか.

▶虐待を見つけた場合, 医療者はどのように対応していくべきか.

解説

　高齢者の在宅における虐待の件数は年々増加している[1]. 養護者による高齢者虐待の相談・通報者は「警察」が最も多く, 「被虐待高齢者本人」の場合もある. 被虐待高齢者の約3/4が女性であり, 年代では80代が最も多くなっている. 虐待者の続柄は「息子」「夫」「娘」の順に多い.

1 高齢者虐待防止法による行動規定

　高齢者虐待防止法では「養護者による高齢者虐待を受けたと思われる高齢者を発見した者は, すみやかに, これを市町村に通報するよう努めなければならない」ことや, さらに通報を受けた市町村は, すみやかに対象者の安全の確認や事実確認のための措置を講ずるとともに, 当該市町村と連携協力する者と, その対応について協議を行うことが定められている.

　必要な場合は対象者を一時的に保護するため, 施設等に入所させるなどの

ステップ 1

ステップ 2

ステップ 3

ステップ 4

対応を行うが，実際に，高齢者虐待があったと通報されたケースへの対応として，被虐待高齢者の保護のため虐待者から分離したケースが 26.7％であった[1]．

2 A 氏および夫へのケア体制

A 氏の夫による虐待の可能性を感じたケアマネジャー B は，どのように対応すべきだろうか．虐待の事実確認は一人では行わず，多職種のメンバーと複数名で行うほうが望ましい．

まず，A 氏のサービスにかかわっている他の人たちはどのように考えているのか，多職種で情報交換を行わなければならない．虐待の事実を確認できれば，必要に応じた対応を行う．

高齢者虐待防止法は，高齢者の養護者，つまりこの場合であれば，A 氏の夫に対する支援についても規定されている．適切な介護方法を一緒に考えたり，レスパイト（休息）としてのさらなるサービス利用を促すことで，A 氏の夫の身体的・心理的余裕が生まれ，A 氏への対応の変化が期待できると考えられる．

事例 2

高齢者の抑うつへの対応
デイサービスを拒否する高齢者

A 氏（70 代，男性）は，狭心症と高血圧症，脂質異常症の治療を行いながら自宅で一人暮らしをしている．息子（50 代）とは離れて暮らしている．息子は仕事の都合上，今すぐに A 氏と同居することは困難であるため，自宅での一人暮らしを継続するために必要なサービスの利用を希望している．

A 氏は自宅内での ADL は自立しており，食事療法と薬物療法を続けることで合併症のリスクを減らし，まだまだ自宅での生活を継続することが可能であると考えている．しかし，ここ数か月は倦怠感が強く，徐々に自宅に閉じこもりがちになってきている．

ケアマネジャー B は，A 氏の日常生活自立度の維持と閉じこもり予防を目的に，デイサービスの利用開始を提案し，A 氏も同意した．しかししばらくすると，デイサービスの送迎の車が来ても，「知らないところに行きたくない」「ほっといてくれ」と拒否することが続くようになった．

デイサービス事業所から B に連絡があり，A 氏と話し合いを行ったが，デイサービスへの拒否が強く，サービス利用が中断されたことが告げられた．その後 A 氏は自宅に閉じこもるようになり，抑うつ状態になっている．

| 倫理的視点 | ▶A 氏が拒否したのはなぜか.
▶A 氏の意向に沿って，サービス利用を行うべきではないか. |

| 解説 | 　高齢者の抑うつは大きな問題である．高齢になるとうつ病と診断されなくても，抑うつ的な状態になったり，生活の変化に非常に敏感になるケースが多い．冠動脈系・消化器系の疾患によるうつ状態，内服している薬物の副作用としての抑うつなど，多様なリスクファクターが高齢者の抑うつ状態の背景に存在している. |

　また，生活の変化を受け入れることが難しくなり，自宅に閉じこもりがちになる高齢者も少なくない．これまでの生活上のルールを重視し，変化への耐性が低下している存在としての高齢者を理解したうえで，本事例について考えてみよう.

1　A 氏の状況

　サービスの導入をいったんは了承したものの，抑うつ的になり拒否している A 氏を，無理やりデイサービスに連れていくことはできない．しかし，このままでは自宅に閉じこもる生活となり，独居を続けることは困難になると予想される.

　「本人が拒否したので，サービスを行わない」ということは，専門職としての判断・支援としては表層的に過ぎる．A 氏を支える最善のケアを検討することをやめない努力が，専門職には求められる.

2　言動からうかがわれること

　まず，「知らないところに行きたくない」「ほっといてくれ」と言った A 氏の気持ちを考えてみよう．「デイサービス利用時に，A 氏に何かあったのではないだろうか」と考え，デイサービスの職員に，サービス利用時の A 氏の様子を確認することも必要ではないだろうか.

　ケアマネジャー B は，デイサービスの利用を開始する時には A 氏の同意を得ている．しかし，実際のデイサービスでの様子を確認し，A 氏の状態に合っているかを検討しているだろうか．サービス利用が定着するまで，A 氏へのかかわりをデイサービスの事業所スタッフと継続的に検討するなど，導入初期のはたらきかけが重要である.

　また，デイサービス事業所の看護職は，A 氏の健康状態のアセスメントを行うだけでなく，自宅での生活の様子を聞き，そこからデイサービスで行うかかわりについても計画していくこと，そしてその内容を A 氏と共有することが求められる.

3 求められる支援

では，A氏にはどのような支援が必要だろうか．まずはデイサービスに行ってみてどうだったのか，A氏の思いを確かめることが必要である．

通所サービス利用者は特に，慣れない環境や新しい人間関係に疲れて，サービスの継続が困難になることも少なくない．A氏の思いをサービス提供者と共有すること，そして曜日を変えたり1日の過ごし方に工夫ができないか検討すること，場合によっては事業所を変えるなど，サービス内容をA氏に合わせて変更することは，ケアマネジャーの大切な仕事である．

一方，事業所の看護職も，積極的に情報収集・情報提供を行い，A氏らしい生活が1日でも長く続けられるようなケアの方向性を定め，チーム連携では核となる活動を行うことが望まれる．

事例3

終末期における生き方や死の迎え方の意向
自宅で最期を迎えるか, 本人と家族の意向

A氏（90代，男性）は腰椎圧迫骨折のため入院した．検査の結果，前立腺がんの骨転移が認められ，そのための骨折であったことがわかった．全身の骨の脆弱化が進み，リハビリテーションが進まず，長期間の床上安静のためにADLが低下し，日常生活は全介助となった．さらに，入院の長期化により認知機能の低下もみられるようになった．「全身の衰弱が著明であり，年齢から考えてもこれ以上の治療と回復は困難である」と医師から患者本人と家族に説明があった．本人は認知機能の低下があるため，どの程度理解しているかは不明であったが，医師の説明の後は肩を落としている様子がみられた．

その後，A氏は退院し自宅で最期の時間を過ごすことを希望したが，家族は体力も認知機能も低下したA氏を自宅で介護する自信がなく，「このまま入院させてほしい」と看護師に相談した．医師や看護師は，A氏に残された時間は長くはないと感じており，家族の負担感を軽減させ，A氏の希望がかなう方法はないか考えている．

倫理的視点 ▶本人と家族，医療チームの意思を確認し，合意に至る経過をいかに共有できるか．

解説　厚生労働省「人生の最終段階における医療・ケアの決定プロセスに関するガイドライン（平成30年改訂）」では，終末期の患者本人の意思を尊重した医療・ケアを提供するためには，本人，家族等，医療・ケアチームの合意があることが最もよい人生の最終段階における医療・ケアを提供できる状況である，

と述べている．しかし，話し合いをくり返し行っても合意に至らない場合には，複数の専門家からなる話し合いの場を設置し，その助言により医療・ケアのあり方を見直し，合意形成に努めることが必要である，とも述べている[2]．

　今回の事例では，合意に至る過程を本人，家族，医師や看護師を含めた専門職がどのように進めることができるか，が重要となる．

　最期の時間の過ごし方，死の迎え方は多様であり，正解はないことを胸に，本人と家族を支援することが看護職に求められる．

1　本人の価値観の尊重

　A氏は認知機能の低下が認められるものの，最期の時間の過ごし方について意思表示を行うことができており，自宅へ戻ることを希望するA氏の気持ちが反映されていると考えられる．しかし，全身の衰弱が進んだ状態のA氏の介護を目の前にした家族の不安も想像に難くない．まずは家族の不安を傾聴し，今後のA氏の見通しや利用できるサービスについて家族とともに考えていく役割が，看護職に求められる．家族の介護力や家屋の状況，介護保険サービス等の利用の検討など，具体的な対策がみえてくることで，家族の漠然とした不安が軽減される場合も多いだろう．

2　家族の不安を軽減する方法を一緒に考えたうえでの意思の再確認

　上記のような家族の思いの傾聴，負担感と不安を軽減できそうな情報の提供などを行うことで，家族の思いに変化はあるか再確認する．ただし，看護職が本人の思いを家族に押しつけることはせず，本人と家族の意思がどのように変化するかを見極め，チームの支援の方向性を柔軟に変化させることも大切な視点である．

事例 4　地域連携の事例
家族の意思決定を支える他職種のチーム連携

　A氏（80歳，男性）は3年前に脳内出血で倒れ，リハビリテーションを行ったが右上下肢に麻痺が残った状態で退院し，現在は週2回の通所リハビリテーションと週3回の訪問介護を利用しながら自宅で生活している．A氏の生活の自立と介護負担の軽減を目的に自宅をリフォームした．段差を取り除き，トイレまで手すりを設置した．風呂は改修が難しく，訪問介護での入浴介助を利用している．A氏は今後も自宅で過ごすことを望んでいる．

　妻（84歳）との二人暮らしであり，A氏の生活のほとんどを妻が介護してい

るが，持病の高血圧症で現在体調が思わしくない．妻も高齢であり，自宅で過ごしたいA氏の気持ちを理解しつつ，この生活を続けることは難しいと考えている．長男，長女は離れた土地でそれぞれ家族と暮らしており，直接介護に携わることはできない状況である．

　妻の体調が悪化し，A氏の自宅介護が困難となった状況で，ケアマネジャー，サービス提供者によるケア会議が開かれた．サービスを利用しながら在宅介護を継続する，ショートステイを利用し妻の介護負担軽減を図る，年齢から考えて入所サービスへの切り替えを検討するなど，さまざまな意見が出た．近々A氏と妻，長男とケアマネジャーが入り，今後の療養生活に関する思いを確認する場を設けることとなった．

| 倫理的視点 | ▶利用者とその家族を中心としたかかわり
▶他職種の専門性と責務の相互理解 |

| 解説 | ## 1 他職種の連携と専門性 |

　近年，高齢化，核家族化，医療の高度化・複雑化，地域包括ケアシステムの構築のような社会全体の変化が起きており，看護職が保健・医療・介護・福祉サービスにかかわる多様な専門職者と連携・協働する機会が増えている．それぞれの職種にある者は，対象者およびその家族のために専門性を発揮し，最善を尽くすことを共通の目標として協働するが，専門性の特徴によって，優先する問題やその判断の内容および根拠が異なる．

　看護職を対象とした行動指針として「看護職の倫理綱領」（日本看護協会，2021）があり，16項目が挙げられている．同様に他職種にも倫理綱領があり，たとえば医師は「医の倫理綱領」（日本医師会，2022），「医師の職業倫理指針」（第3版，日本医師会，2016）などを作成し，医の倫理向上に取り組んでいる．さらに，「介護支援専門員 倫理綱領」（日本介護支援専門員協会，2007），「日本介護福祉士会倫理綱領」（日本介護福祉士会，1995）など，専門職ごとにその立場や責務，職業倫理を表明している．多職種で協働し対象者を支える場面においては，お互いの専門性を尊重し，理解しあうことが必要である．

　ケア会議など多職種でサービス提供を行う場合，専門性の違いにより立場や責務，価値観に相違が生じることもある．対立を回避し，目的に向かって建設的に意見交換，目標共有をすることを心がける．

　とはいえ，利用者とその家族の意向の確認とその実現に向けて，すべての職種が専門性を生かしてかかわっていることには違いない．多職種の視点から有用な意見や今後の展望などを共有し，チームとしてかかわる方向性を確認して，それぞれの責務を果たし支援することを共通認識とすることが求められる．他職種の理解と，他職種から求められる看護職の役割を自覚し，専

門性を発揮するよう看護実践を行うことが，チームの一員としての責務である．また，看護職としての視点を他職種にも十分説明することも求められる．時には専門性に固執せず，利用者とその家族の支援者としてチーム力を集結する立場をとり，よりよい選択ができるよう意思決定を支援することも必要である．

2　利用者とその家族の意思決定支援

今回のケースでは，A 氏自身の希望，その希望をかなえたいが現状として難しいと感じている妻の気持ち，直接介護に携われない子の思いを，専門職を含めて共有し，今後の方針について家族の意思決定を支援することとなる．専門性の高い意見と，家族に寄り添った意見の両方の視点をもち，家族全体を支援する専門職である看護職の倫理性が求められる．しかし，看護職だけで支援し解決できる問題ではないことを踏まえ，他職種の意見と合わせて家族支援を考えていきたい．

---

column　**人生の最期を迎える場所**

たとえ高齢であっても，わが国の患者・家族は，病院など医療施設において最善・最新・最高の治療を望むものが大部分を占める．ことに，患者家族が医療者に「可能な限りの治療をしてほしい」と要求する背景には，患者を大切に思う身内の感情がある．一方，人生の最終段階における医療に関する意識調査[1]では，人生の最期を迎えたい場所として約 7 割の人が自宅をあげている．だが，現実には約 7 割が病院で亡くなっている．しかし近年では，わずかではあるが自宅で死を迎える人たちが増えてきており，また自宅と病院の中間となる老人介護施設等で亡くなる人たちが増加傾向にある（**表**）．

2007（平成 19）年に公表された厚生労働省の「人生の最終段階における医療・ケアの決定プロセスに関するガイドライン」[2]は，人生の最終段階における医療については患者（家族）の意思の確認と，チームによる判断に基づくとしている．患者（家族）の意思を大切にすることこそが，患者の尊厳と権利を守ることにつながる．

表　死亡の場所別にみた年次別死亡数百分率

年	病院・診療所	老人介護施設等	自宅	その他
2015	76.6	8.6	12.7	2.1
2017	74.8	10.0	13.2	2.1
2020	69.9	13.2	15.7	1.9

厚生労働省：人口動態調査，2020 年をもとに作成

引用文献

・成人看護
1）厚生労働省：人生の最終段階における医療・ケアの決定プロセスに関するガイドライン（平成 30 年改訂）.
　　https://www.mhlw.go.jp/file/04-Houdouhappyou-10802000-Iseikyoku-Shidouka/0000197701.pdf
2）サラ・T. フライ，メガン - ジェーン・ジョンストン：看護実践の倫理（Ethics in Nursing Practice: A guide to Ethical Decision Making）. 第 3 版（片田範子，山本あい子訳），p.28 ～ 33，日本看護協会出版会，2010.

・老年看護
1）厚生省令第 40 号：介護老人保健施設の人員，施設及び設備並びに運営に関する基準（平成 11 年 3 月 31 日）.
　　https://www.mhlw.go.jp/web/t_doc?dataId=82999407&dataType=0&pageNo=1
2）厚生労働省老健局高齢者支援課：令和 2 年度「高齢者虐待の防止，高齢者の養護者に対する支援等に関する法律」に基づく対応状況等に関する調査結果.
　　https://www.mhlw.go.jp/content/12304250/000871876.pdf

・小児看護
1）日本ユニセフ協会：子どもの権利条約.
　　https://www.unicef.or.jp/about_unicef/about_rig.html
2）日本看護協会編：日本看護協会看護業務基準集 2007 年，p.61，日本看護協会出版会，2007.

・精神看護
1）日本精神科看護協会：精神科看護職の倫理綱領（2021 年 5 月 15 日改正）.
　　https://jpna.jp/ethics
2）齋藤敏ъ：精神障害者にとって「自己決定」とは何か？　新潟青陵大学紀要 5：17 ～ 31，2005.
3）立岩真也：弱くある自由へ. p.75，青土社，2000.
4）渡邊衡一郎，澤田法英：患者とデシジョンメイキングを行うに際し必要な評価とは；Shared Decision Making はどこまで臨床応用可能か. 臨床精神薬理 15（2）：161 ～ 169，2012.
5）Charles C, Gafni A, Whelan T：Decision-making in the physician-patient encounter: revisiting the shared treatment decision-making model. Soc Sci Med 49（5）：651 ～ 661, 1999.
6）厚生省告示第 130 号：精神保健及び精神障害者福祉に関する法律第三十七条第一項の規定に基づき厚生労働大臣が定める基準（昭和 63 年 4 月 8 日）.
　　https://www.mhlw.go.jp/web/t_doc?dataId=80136000&dataType=0&pageNo=1

・在宅看護
1）厚生労働省老健局高齢者支援課：令和 2 年度「高齢者虐待の防止，高齢者の養護者に対する支援等に関する法律」に基づく対応状況等に関する調査結果.
　　https://www.mhlw.go.jp/content/12304250/000871876.pdf
2）厚生労働省：人生の最終段階における医療・ケアの決定プロセスに関するガイドライン（平成 30 年改訂）.
　　https://www.mhlw.go.jp/file/04-Houdouhappyou-10802000-Iseikyoku-Shidouka/0000197701.pdf

参考文献

・母性看護
1）ジョージ M. バーネル，エイドリアン L. バーネル：死別の悲しみの臨床（長谷川浩，川野雅資訳）. p.16 ～ 66，医学書院，1994.
2）井村真澄：母乳育児支援. 助産師基礎教育テキスト 2021 年版第 6 巻　産褥期のケア／新生児期・乳幼児期のケア（江藤宏美編），p.52 ～ 98，日本看護協会出版会，2021.
3）室月淳：妊娠期に発見された児の異常；予期せぬ結果をどう伝えるか. ペリネイタルケア 21（8）：658 ～ 662，2002.
4）辻恵子：看護実践における倫理的課題. 母性看護学 I 概論，第 2 版（有森直子編著），p.98 ～ 113，医歯薬出版，2020.

・精神看護
1）サラ・T. フライ，メガン - ジェーン・ジョンストン：看護実践の倫理（Ethics in Nursing Practice: A guide to Ethical Decision Making），第 3 版（片田範子，山本あい子訳），日本看護協会出版会，2010.
2）小西恵美子編：看護倫理　よい看護・よい看護師への道しるべ. 改訂第 3 版，南江堂，2021.

URL は 2022 年 11 月 21 日検索

資料1：看護の特定行為

特定行為
経口用気管チューブ又は経鼻用気管チューブの位置の調整
侵襲的陽圧換気の設定の変更
非侵襲的陽圧換気の設定の変更
人工呼吸管理がなされている者に対する鎮静薬の投与量の調整
人工呼吸器からの離脱
気管カニューレの交換
一時的ペースメーカの操作及び管理
一時的ペースメーカリードの抜去
経皮的心肺補助装置の操作及び管理
大動脈内バルーンパンピングからの離脱を行うときの補助の頻度の調整
心嚢ドレーンの抜去
低圧胸腔内持続吸引器の吸引圧の設定及びその変更
胸腔ドレーンの抜去
腹腔ドレーンの抜去（腹腔内に留置された穿刺針の抜針を含む.）
胃ろうカテーテル若しくは腸ろうカテーテル又は胃ろうボタンの交換
膀胱ろうカテーテルの交換
中心静脈カテーテルの抜去
末梢留置型中心静脈注射用カテーテルの挿入
褥瘡又は慢性創傷の治療における血流のない壊死組織の除去
創傷に対する陰圧閉鎖療法
創部ドレーンの抜去
直接動脈穿刺法による採血
橈骨動脈ラインの確保
急性血液浄化療法における血液透析器又は血液透析濾過器の操作及び管理
持続点滴中の高カロリー輸液の投与量の調整
脱水症状に対する輸液による補正
感染徴候がある者に対する薬剤の臨時の投与
インスリンの投与量の調整
硬膜外カテーテルによる鎮痛薬の投与及び投与量の調整
持続点滴中のカテコラミンの投与量の調整
持続点滴中のナトリウム，カリウム又はクロールの投与量の調整
持続点滴中の降圧剤の投与量の調整
持続点滴中の糖質輸液又は電解質輸液の投与量の調整
持続点滴中の利尿剤の投与量の調整
抗けいれん剤の臨時の投与
抗精神病薬の臨時の投与
抗不安薬の臨時の投与
抗癌剤その他の薬剤が血管外に漏出したときのステロイド薬の局所注射及び投与量の調整

臨地実習に必要な
看護倫理

Step 3

1 臨地実習を通じての学び

2 看護計画の評価

3 看護職から学ぶ―ロールモデルと反面教師

4 倫理カンファレンス

5 ICT 社会における個人情報の保護

1 臨地実習を通じての学び

■ 看護の対象者を尊重する姿勢をもち，看護を実践できる．
■ 看護の対象者への看護実践および対象者からの質問や要望について，教員や臨床指導者へ報告・連絡・相談することができる．

看護学生にとっての臨地実習は，学内の講義や演習で得た知識・技術・態度を，実際に看護が行われている場で実践し，実際の看護の対象者や家族，さまざまな医療関係者とかかわり，さまざまなやり取りのなか，人間関係を深めていく場である．学内での学びと実践を結びつけていくことで，看護の対象を全人的に捉えた看護を展開する能力を身につけていくのである．臨地実習という実際の看護の場で出会ったさまざまな対象者や経験は，看護職を目指す学生にとって貴重な財産となる．

今日の臨地実習を取り巻く環境には，安全な医療，患者・家族への説明，個人情報の保護など，学生であっても遵守しなければならない注意・義務行為が多数存在する．学生が最初に看護を経験する場となる臨地実習は，対象者の権利や安全性を保障するという，看護職としての姿勢を身につける重要な機会となる．学生時代の臨地実習経験は，その後の看護職としての倫理観の形成にもつながっていく．

教員および臨地実習指導者の役割

臨地実習では，教員と実習施設との協力体制が大切である．看護学生は，将来看護職になるために必要な学習として国が定めた教育カリキュラムのもと，各教育機関の教育目的・目標に則った指導体制の下で臨地実習を行っている．

看護学生は，臨地実習という慣れない環境のなかで，対象者とのコミュニケーションや自分の看護技術の実践に不安や緊張，戸惑いを感じる状況にある．また，看護過程の展開や記録，看護技術実施のための学習や準備など，多くの課題に追われ，日々の対象者や周囲とのかかわりのなかで得た学生自身の気づきや思いを丁寧に振り返る余裕をもてないことも多い．そのようななかで，教員や臨地実習指導者は，①学生の思いや経験を理解・受容する，②不足している点を指摘するのではなく支援する，③学生の気づきや発見を大切

にし，考察する機会をつくるように支援する．そうされることで，学生は自分自身の学びの意欲を高め，「看護とは・人とは」を深く考えることにつながる．

　また，受け持ち対象者への看護実践では，患者の権利の保障や安全性を最優先に考えて行う必要がある．看護師等の資格を有しない学生の実習中の看護行為も，①患者・家族の同意のもとに実施されること，②看護教育としての正当な目的を有するものであること，③相応の手段，方法をもって行われること，といった，その目的・手段・方法が，社会通念からみてふさわしいものであり，看護師等が行う看護行為と同程度の安全性が確保される範囲内であれば，違法性はないとされている[1]．

　受け持ち患者選定時には，教員および臨地実習指導者は患者や家族に対し，実習の必要性や具体的な実習内容だけでなく，プライバシー保護や，受け持ちとなる承諾は患者の自由意思であり，拒否する場合も何の不利益も受けないなど，学生の受け持ち患者となることに関する説明を十分に行う．学生も貴重な機会をいただいていることに感謝して，実習する必要がある．

看護学生の役割

1 学生としての責任をもつ

　学生は社会の構成員でもあるが，一般に未だ勉学途上の半人前という身分で扱われることが多い．しかしながら，臨地実習の場は，医療や療養・看護を必要とする医療社会であり，看護の対象者や家族をはじめ，さまざま

な医療関係者が存在する．臨地実習では看護学生の身分でありながら，その医療社会のなかの一員としての自覚と責任をもって行動することが必要になる．

　看護学生はそれぞれ所属する教育機関のユニホームや名札を身につけ，その時々で学校名と名前を名乗りながら実習を行っている．これは，看護の対象者や家族，実習施設のスタッフへ自身の身分を明らかにするということである．それはまた，自身の教育機関の代表として評価されるということである．

　清潔なユニホームの着用や髪をまとめるなどの身だしなみ，さらに挨拶・言葉づかいなどのマナーを備えた立ち振る舞いは，相手に対する敬意を表し，相手を大切に思う姿勢として受け止められる．

2 看護の対象者を尊重する

　学生が看護する際の対象者や家族は，学生よりもはるかに多くの人生経験を積んだ年配者が大多数である．学生は，人生の先輩から学ばせていただいているという謙虚な気持ちをもつことが大前提となる．看護の対象者を「おじいちゃん・おばあちゃん」などではなく「○○さん」と固有名詞で呼ぶこと，対話にも丁寧な言葉を用い，礼儀正しい節度ある行動を心がける．看護を実践する際にもその都度事前に説明し，同意を得てから行動に移すなど，個人として尊重する姿勢で対応することが重要である．

　また，看護の対象者へ害を与えない，安全性を保障することも重要である．看護行為を行う際には，学生自身の準備不足から患者に負担や害が及ぶことがあってはならない．臨地実習に入る前に十分な知識および技術の学習を行っておくことは，個々の学生の当然の

務めである．さらに，実習中の看護行為においては，インシデント・アクシデントを起こさないよう教員や臨地実習指導者としっかりと確認をしたうえで，学生自身が十分に注意して行うことが重要である．

看護学生が直接対象者に接することで，対象者が傷つくことや感染することを避けるために，学生自身が着衣や髪を清潔に整え，爪は短く切り，アクセサリーをつけないなど，身だしなみにも注意を払う必要がある．また，学生が体調を崩し，それが対象者への感染へつながらないよう，学生自身の健康管理の徹底も大切である．実習前には，各種抗体価検査を行い，結果に応じてワクチン接種を行っておく．

さらに，守秘義務は医療者としての基本である．保助看法第42条の2では，看護職は業務上知り得た患者・家族の情報を正当な理由なく他者に漏らしてはならないと記されている．看護学生も例外ではなく，学生は実習中に知り得た対象者・家族の情報を実習目的以外で使用してはならない．実習記録は匿名化し，メモの手帳や記録物の紛失を避ける，実習施設への往復路や公共の場で話題にしない，SNS上に実習に関する内容や画像などの掲載をしないなどの守秘義務を厳格に守り，実習終了後も継続する必要がある．

報告・連絡・相談の3原則

医療・看護の現場では，さまざまな医療関係者が存在する．「報告・連絡・相談（報・連・相：ホウ・レン・ソウ）」の原則は，医療関係者同士が情報共有することで業務を円滑に進め，良好なコミュニケーションを保つことができる．そしてそれは，看護の対象者へ最善の看護実践を行うことへとつながる．看護学生は，教員や実習指導者の指導のもと看護実践を行っている立場であり，「報・連・相」の原則をより自覚して守っていく必要がある．

1 報告

学生が看護実践を行う際には，必ず事前に教員や実習指導者に実践計画を報告し，確認・許可を得たうえで実施する．これは，看護の対象者の安全性を保障することにつながる．実施後は，看護実践の結果がどうであったかの報告も重要である．このことは，学生自身の看護実践の責任の遂行であり，計画立案・実施に対する学生自身の評価につながる．また，受け持ち対象者の病状悪化や事故など状況によっては速やかに対処する必要があるため，タイミングのよい報告が重要である．

2 連絡

実習中の欠席や遅刻・早退などは，受け持ち対象者や実習指導者への約束が履行されないことであるため，生じた際には速やかに連絡を行う．また，教員や実習指導者からアドバイスを受けた際など，実習グループの学生間において共有すべきことを速やかにメンバーに伝えることで，効果的な学びや互いの連携へとつながる．

3 相談

看護学生は臨地実習のなかで，情報収集やアセスメント，実施・評価という過程を繰り返すことで，自身の思考力や判断力を高めている段階である．実習中の看護実践において

は，学生自身の判断のみで行うことのないように注意する．教員や実習指導者へ相談することは，受け持ち対象者のどのような情報からどのようにアセスメントし，実施へと結びつけるか，学生自身の判断を確認し，正しい実施につなげることや，実施した行為に対する振り返りからは，客観的な評価を得ることで，学生自身の力を高めていくこととなる．受け持ち対象者や家族からの質問や，対応に困った場合も同様である．その都度，学生自身の判断を教員や実習指導者へ伝え，相談・確認していくことが大切である．

また，実習の過程で生じた疑問や不明点は，そのままにせず，指導者などに相談すること

で，他者との意見交換やアドバイスを通してさまざまな知識や意見に触れ，物事を多面的に理解できる貴重な機会となる．

引用文献
1）厚生労働省医政局看護課：看護基礎教育における技術教育のあり方に関する検討会報告書（平成15年3月）．
https://www.mhlw.go.jp/shingi/2003/03/s0317-4.html
より2022年11月26日検索

参考文献
1）池西靜江・石束佳子編：臨地実習ガイダンス―看護学生が現場で輝く支援のために．p.2～37，医学書院，2021．
2）宮地緑，細田泰子：臨地実習の基本的な考え方．看護学臨地実習ハンドブック-基本的考えとすすめ方，第6版（松木光子監，宮地緑編著），p.1～26，金芳堂，2021．
3）矢野章永編：看護学教育 臨地指導者実践ガイド．p.2～13，医歯薬出版，2012．
4）石井トク：医療事故防止のために．医療事故―看護の法と倫理の視点から，第2版，p.47～49，医学書院，1999．

Step 3-1 学習の振り返り	■ 臨地実習の目的について説明してみよう． ■ 医療・看護の場における「報・連・相（ホウ・レン・ソウ）」ではどのようなことに注意しなければならないのか，説明してみよう．

---

column　実習時の記録物に関する注意

実習時の記録では，以下に注意する．
・実習記録の患者氏名は任意のアルファベット1文字とし，イニシャルは使用しない．
・年齢は○代（乳幼児の場合は月齢）と記述する．
・既往歴，現病歴の年については，「200X年」または「今から○年前」のように実年を伏せる．
・入院年月日，手術日，病室番号（ベッド番号），退院日，生年月日，住所，電話番号，

IDなど，個人が特定される可能性の高い情報は記載しない．
・実習記録は穴あきタイプ（2穴）のファイルで綴じる．
・メモ帳はばらばらになることや紛失することを防ぐため，ノート形式のものを用いる．
・実習後の記録やレポートは責任をもって管理し，不要となった際には記録用紙・メモ類はシュレッダーにかけて粉砕・破棄する．

看護計画の評価

■ 患者・家族の意思を尊重した看護計画とは何かが理解できる.
■ 患者の尊厳を保つ看護計画とは何かが理解できる.
■ 看護を実施する際に必要とされる,看護職の姿勢,態度が理解できる.

　臨地実習では多くの場合,受け持ち患者の看護計画を立案し,実習を行う.ここでは,看護計画を看護倫理の側面からどのように捉えるかについて考える.

看護計画の立案

　看護計画は看護過程の1つの段階である.看護過程では,第1段階で患者に関するデータを集めてアセスメントし,第2段階の診断では,集めたデータの分析を行い,看護上の問題と強みを明確にする.そして,第3段階の計画立案では,短期目標の設定と長期目標の設定,看護介入とその援助を,「看護計画」という形で特定する.

　これらの過程においては,対象となる患者や家族の意思を尊重し,尊厳を保つという倫理的側面が重要となる.ここでは,事例から考えてみることにしよう.

事例から考える

　70代のA氏,女性,夫に先立たれ一人暮らし.子どもは娘1人(40代)で,娘夫婦と孫2人は他県(遠方)に住んでいる.以前は小学校の教員をしており,現在は仕事をしていないが,サークル活動に積極的である.犬を飼っており可愛がっている.

　A氏は朝の犬の散歩中に転倒し,救急車にて近隣の病院へ搬送され,左腓骨骨折と全身打撲のため入院となった.骨折部位は腫脹が強く,ギプスではなくシーネで固定し,安静の保持が必要となった.病室は4人部屋である.

　あなたは,入院3日目に患者のケアを担当することになった.患者は左下腿を動かすと強い痛みを訴え,ベッド上安静の状態が続いている.「このまま歩くことができなくなるのではないか」と心配している.

　排泄をベッド上で行うことに抵抗がある

ことと，排泄のために看護師を呼ぶのを遠慮し，食事の摂取量は入院前の半分程度で，水分も控えている．入院前は毎日排便があったが，入院後から排便がなく，「おなかが少し張っているようだ」と，軽度の腹部膨満感の訴えがある．

普段は毎日入浴することを楽しみにしているため，入院時にシャワー浴もできないと聞いて，がっかりしている．サークル活動の友人たちが見舞いに来てくれているが，「お風呂に入っていないので，臭わないか心配」「ベッドに寝ている状態が長いので，背部が汗ばんで気持ち悪い」と訴えている．

犬の世話は近所の友人に頼んできたが，「入院が長くなると犬のことや留守中の家のことが心配」とも話している．

1 看護計画の倫理的視点

A氏の看護問題として，「#骨折により安静が必要であるため入浴できないことに伴う清潔セルフケア不足」「#安静保持，食事量や水分量摂取不足による便秘」「#今後の経過に対する不安．歩けるようになるか，犬の世話や留守宅のことへの心配」などが考えられる．

A氏には，自分の気持ちを表現できるという強みがある．そこで，患者へ病状や看護援助の説明を行い，患者の意思を確認し，患者の意思を尊重した計画を立てていく．また，患者の尊厳を保つようプライバシーの保護に努める．看護援助としては，看護の技術の基本である安全・安楽で自立を促すケア計画を立案する必要がある．

看護目標としては，患者を主語として，看護問題の望ましい状態，あるいは期待される状態について患者の意思を尊重し，観察・測定可能な事柄を設定するようにする．

a 患者の意思の尊重

1）清潔の保持

A氏は，「友人が見舞いに来るが，臭わないか心配」と話している．身体の清潔を保つことは，人が社会生活を送るうえで，非常に重要である．こうしたニーズに対してケアを行うことは，健康の回復につながる．

患者にケアの説明をして，患者の希望を取り入れることが重要である．入浴ができないことから，清拭や洗髪，陰部洗浄，足浴を計画することになるが，ケアする時間帯の設定についてA氏と相談し，希望を取り入れるようにケア計画を立案する．

陰部の清潔ケアについては，どのようなケアであるのか，その方法を説明し，同意を得て行う．療養上の制限のために，患者の意思を尊重できない場合には，疾患や治療による制限があることなどの必要な情報を提供し，患者とともに工夫点がないかを相談し，患者の意思決定を促すようにする．つまり，ケアを提供する際には，患者に十分なインフォームド・コンセントが必要となる．

2）ベッド上での排泄

A氏は，ベッド上排泄を余儀なくされている．他者の手をかりて排泄行動をせざるを得なくなることは，その人の自尊心が傷つくことにつながる．A氏がベッド上の排泄に抵抗感をもっていることから，排泄の援助にあたっては，同室の患者に遠慮があること，臭いや音を気にしていることなどを考慮して，A氏の思いに配慮した援助を行うことが重要である．

3）経過への不安

　今後の経過に対する不安については，A氏が心配していることについて傾聴し，必要な情報を提供し，必要時医師から説明するようにはたらきかける．「入院が長期になると犬の世話や留守宅のことが心配」と話していることから，医師からの病状の説明をどのように理解しているかを確かめ，今後の経過についての不明な点を医師から説明してもらうよう計画する．

　また，A氏にとって，犬は家族同然の存在として心配していると考えられ，不安に対してA氏自身が対処できるような情報の提供が必要とされる．

　患者が医師に対して「話しにくい」と感じている場合もあり，看護職は患者のアドボケーター（権利擁護者，代弁者）として，医師に患者の意思を伝える役割がある．

4）家族への対応

　この事例では娘が遠方に住んでいる．娘がA氏の状態を心配していることも考えられ，娘に対しての説明も必要となる．

　A氏は入院したことで今後の生活に不安をもち，娘との面会を希望する場合も考えられる．患者は安静の保持が必要であることから，A氏の希望により娘との調整を看護職が行う．

＊

　これらの対応が，患者の知る権利および自己決定の権利を尊重し，その権利を擁護することにつながる．

ｂ　安全・安楽で自立を促すケアの提供

1）便秘へのケア

　便秘のために腹部膨満感を訴えているので，3日間の排便がないことに対しては，A氏が入院前から行っている排便についての対策があれば，その情報を得て対策を試みたり，食後に胃大腸反射が起こることから食後に排便を試みるなどのケア計画を考える．

　必要時，医師に下剤の処方や，浣腸の指示を得る場合もあるため，担当看護職や実習指導者に相談する．

2）清潔ケア

　清潔ケアを行うにあたっては，A氏は左下腿を動かすと強い痛みを訴えていることから，疼痛が起こることが考えられる．清拭を行った際に，シーネ固定されている患肢の安定と安静が図れるよう，側臥位にする時には看護職が2人で行うようにするなどの配慮が必要となる．

　看護職の行為が対象となる人々を傷つける可能性が考えられる場合は，予防するような工夫が求められる．また看護職は，自己の責任と能力を的確に認識し，実施した看護について個人としての責任をもつために，他の看護職と協働して看護を提供することが求められる．

　この事例の場合，看護職は，患者が疼痛を起こさないうえで自分一人で体位変換できるかどうかを判断し，自己の能力を超えた看護が求められる場合には，支援や指導を自ら得る必要があり，これが患者の安全を守ることにつながる．

　学生の場合，指導者とともに看護を行うことから一人で行うことはないと思われるが，患者が安全で安楽なケアを受けられるように配慮する必要がある．ケア実施中は言葉かけを行い，安楽な体位であるか，苦痛がないかなど聞き，苦痛が最小となるように援助する．

　患者はすべてのことを看護職に援助しても

らいたいと思っているわけではなく，自分でできることは自分で行うことを望んでいる．自立を促す援助として，清拭の際に胸部や腕は自分で行ってもらうようにするなどのはたらきかけにより，患者の意欲の向上を図ることができる．

　看護援助を行っている間に，準備などで看護職が目を離した際に，患者がベッドから転落する危険もあるので，十分に注意することが重要である．

　また，患者に感染性の皮膚疾患がある場合もあることから，清潔ケアの際に手袋を使用したり，ケアに使用した汚水は汚物用の流しから廃棄することが必要であり，感染を広げないことが，看護職の責務である．

3) バイタルサインの測定

　ケア前後にバイタルサインの測定を行うことは，患者の状態に合わせたケアを行うことにつながり，ケアによる負荷がかかることにより一般状態が変化した場合に，早期に発見することができる．バイタルサインの他に患者の病状や看護援助によって起こりうる状況，たとえばシーネ固定されている患肢の安定が図られているかなどについてアセスメントし，予期される状態を回避するような看護援助の計画を立案する．

　そのような判断を行うためには，専門的な知識や技術を身につけ，不足している場合には学習することが，看護職として必要とされる．

2 患者のプライバシーの保護

　看護援助において，患者のプライバシーの保護は基本である．清潔ケアは，身体を露出して行うケアの1つである．不必要な露出を避けることが，プライバシーの保護となる．

　患者に接する際は，つねに人としての尊厳を重んじることが大切である．高齢者においても相手を尊重したケアとして十分に配慮する必要があり，プライバシーを保つためにカーテンやスクリーンを使用する．陰部ケアについては，方法や必要性を十分に説明したうえで同意を得て，差恥心への配慮を十分に行うことが重要である．

　また，患者はベッド上での排泄行為に抵抗感があり，食事や水分制限をしていることが便秘につながっている．A氏は4人部屋に入院している．ベッド上での排泄に対する患者の思いに配慮し，トイレでの排泄ができるよう，患部へ負荷がかからないように配慮したうえで，車椅子によるトイレへの移動の可能性について担当看護職や実習指導者と相談することも考える．

　看護職に対する遠慮から食事量や水分量を減らしていることについては，患者の排泄状態をアセスメントし，排泄の時間帯に言葉かけする方法も考えられる．食事や水分を制限することの弊害について説明することも求められる．

看護学生の姿勢と態度

　前述の事例で示したように，看護計画では患者の意思を尊重し，患者の尊厳を保つように立案することが重要である．

　臨地実習では，実施の段階は実習指導者の指導を受けながら看護援助を行うが，その根底には対象となる患者との間に信頼関係を築くこと，そしてその信頼関係に基づいて看護援助ができるような姿勢や態度が求められる．

このような姿勢や態度は，ケアリングと呼ばれる．看護はケアリングの健康科学であり[1]，その倫理的概念は看護職と患者の関係の基本であって，ケアリング行動は看護の役割の根幹であるとされている[2]．ケアリングとは，相手を人間として考え，尊重することであり，人と人との相互作用のなかでも最も親密なものであり，保護的であるとともに成長を助けるものである．

看護計画を立案するうえで，ケアリングが看護学生・看護職の姿勢や態度として大切である．

＊

このように，看護倫理の視点は，日々の看護援助の基本であることが理解してもらえただろうか．

日本看護協会の看護職の倫理綱領には，「看護は，あらゆる年代の個人，家族，集団，地域社会を対象としている．さらに，健康の保持増進，疾病の予防，健康の回復，苦痛の緩和を行い，生涯を通して最期まで，その人ら

しく人生を全うできるようその人のもつ力に働きかけながら支援することを目的としている．看護職は，免許によって看護を実践する権限を与えられた者である．看護の実践にあたっては，人々の生きる権利，尊厳を保持される権利，敬意のこもった看護を受ける権利，平等な看護を受ける権利などの人権を尊重することが求められる」[3]と記載されている．この視点が，看護計画の倫理的観点となる．

種々の人権と本人の意思を尊重した看護実践となるよう計画を立てることが，日常の看護援助の基本となる．

引用文献
1) ジャニス B. リンドバーグ，メアリー L. ハンター，アン Z. クルーズースキー：看護学イントロダクション．内海滉監訳，医学書院，1997．
2) サラ・T. フライ，メガン‐ジェーン・ジョンストン：看護実践の倫理．第3版（片田範子，山本あい子訳），p.49，日本看護協会出版会，2010．
3) 日本看護協会：看護職の倫理綱領．p.1，2021．
https://www.nurse.or.jp/home/publication/pdf/rinri/code_of_ethics.pdf

URLは2022年11月21日検索

Step 3-2 学習の 振り返り	■ 本事例では，どのような点に「倫理的視点」があるのか説明してみよう． ■ 看護援助を行ううえで，大切にしなければならないことを説明してみよう．

Step 3
3 看護職から学ぶ—ロールモデルと反面教師

Step 3-3 学習目標

- 臨地実習での学びの1つである「ロールモデル」について理解することができる.
- 自分自身の将来の看護職像について考えることができる.

　臨地実習は，実際の看護の場で看護の対象者に看護を実践していくものである. そこは，看護の対象者だけでなく実際の看護職に出会う場でもある. 実習中に学生は看護職と行動を共にするなかで，看護職の看護知識や技術，看護の対象や周囲との接し方などを，直接目のあたりにする. そこで，自分のロールモデルとなる看護職を見つけ，手本としてまねていく. 臨地実習のなかで，さまざまなロールモデルに出会う過程で自分の理想とする看護職像が形成され，同時に将来自分の活躍できる場や環境を考えることにつながっていく.

ロールモデルの種類

　ロールモデルは，役割を担うモデル，模範，手本を意味する. いわゆる自分にとって具体的な考えや行動の規範となる人物を指すが，臨地実習のなかでは，そのまま模範となるモデルだけでなく反面教師となるモデルにも遭遇する.

　以下は，看護師の患者や学生に対する言動から，学生がロールモデルもしくは反面教師としたケースである.

1 ロールモデルのケース

看護学生 A

　リハビリテーションに行く患者さんの準備を看護師と一緒にしていた時，1つの動作にかなり時間がかかる患者さんに，看護師は何も手を貸すことなく見ていた. なぜ手伝ってあげないのか，私たちがやってあげるほうが患者さんにとって楽なのではないかと思った. しかし，看護師は笑顔で常に声かけをし，すぐに支えられる場所にいて見守っていることがわかった. 後で看護師から「優しいだけではだめ. やってあげることは自立を妨げることになって，結果的に患者さんのためにはならない」と聞いて，本当に患者さんのためになる看護とは何かを考えることができた. そして私も，本当にその患者さんのためになることは何かを常に考えられる看護師になりたいと思った.

　看護学生は看護職の言動を間近に見ること

で，「患者中心の看護」を行う看護職をロールモデルとしている．「本当に患者のためになる看護とは何か」について気づきを得て，自分の看護職としての目標を定めることができている．今回の実習から得た気づきは今後の実習においても課題として生かされ，さらなる学びを深め，理想とする看護職像の形成へと結びつくであろう．

2　反面教師のケース

a　ケース①

> **看護学生 B**
>
> 　介助の必要な患者さんが直接看護師に「飲み物を飲みたい」と頼んだのに，その看護師は「ちょっと待ってね」と言って部屋を出ていってしまった．学生一人では介助できず，しばらく待って，学生が臨地実習指導者を呼びに行った．また，同室の患者さんがナースコールを押しても，その看護師は「今行きます」と言ったきり来なかった．何回かそのような場面を見て，私が看護師になったらすぐに患者さんのところに行こうと思った．

看護学生の「自分が看護師になったらすぐに患者さんのところに行く」という言葉からわかるように，学生が看護師を反面教師としている．看護の対象者を尊重するという姿勢が欠け，患者中心の看護であるべきものが看護師中心の業務になってしまっている．このような状況は看護の対象者へ負担や不利益を及ぼし，お互いの信頼関係を築くことはできない．

b　ケース②

看護学生に対する看護師の言動からも，学生はその看護の場がどのような状況かを察している．

> **看護学生 C**
>
> 　報告をしようと思っても担当の看護師からは声をかけてもらえず，忙しそうで声をかけるタイミングがわからなかった．朝に患者さんのことを相談したくて頑張って声をかけても「ちょっと待ってて」と言われ，結局昼前まで報告できなかった．
>
> **看護学生 D**
>
> 　学生が昼休憩に行っている間に受け持ち患者さんが部屋移動していた．知らずに午後訪室して，驚いて部屋を探した．
>
> **看護学生 E**
>
> 　初めて採血の見学に居合わせた際，急に採血に必要な物品を渡すように看護師に言われた．とっさに防護具の装着なく採血物品を手渡した．後から防護具を装着していなかったことを看護師に指摘され，見学であっても介助する可能性も察して行動してほしいと言われた．

これらの場面は，看護学生自身が臨地実習の場で居心地の悪さを感じ，肩身の狭い思いをしたものであり，自分はこの看護の場に受け入れられていないと受け止めてしまう状況である．

＊

対象者への最適な看護のためには，対象者を取りまく周囲の医療関係者が連携していくことが重要である．臨地実習の場においては，実習に赴いている学生もチームの一員で

ある．チーム全体で看護の実践が行われないことは，対象者への最適な看護が行われないどころか，害を与えてしまうことになりかねない．一方，チームの一員として受け入れられる経験をした学生は，その役割と責任を学ぶだけでなく，「このような環境のなかで働きたい」と，将来看護職となった自分が活躍できる場所を具体的に見つけ出すきっかけにできる．

看護職としての規範

石井[1] は自身の著書のなかで次の5項目について問いかけている．①患者中心の看護になっているか，②看護師は患者の代弁者になっているか，③看護師は個々の看護行為に倫理と責任をもつことを自覚しているか，④医師・医療スタッフとの連携はどうか，⑤看護体制は患者の安全・安楽よりも効率性が優先されていないか．

　一般的には，人として誰もが社会のルールとしての規範をもって行動している．健康上の問題を有する人々を看護の対象とする看護職は，人や社会のルールに加えて，さらに看護職としてのあるべき考えや行動の規範を身につけることが求められる．

引用文献
1) 石井トク：看護の倫理学—現代社会の倫理を考える(1). p.117, 丸善, 2002.

Step 3-3 学習の振り返り	■「ロールモデル」について説明してみよう．
	■ 自分自身の将来の看護職像について語ってみよう．
	■ これまでにロールモデルの看護職に遭遇した経験があれば，紹介してみよう．

4 倫理カンファレンス

- 倫理カンファレンスの全体像が理解できる.
- 代表的な倫理検討のツールが理解できる.
- 倫理カンファレンスを実施するうえでの注意点が理解できる.

　普段の臨床現場や臨床倫理セミナーにおいて，看護職に倫理カンファレンスについて聞くと，「苦手です」「よくわからない」といった声がしばしば聞かれる. 倫理カンファレンスは，日々のカンファレンスと違い，「特別なもの」「倫理を考える話し合いの場」と感じている人が多く，臨床倫理や看護倫理研修会に参加しても，現場に生かすうえでどうすればよいか悩んでいる看護職も，少なくないと思われる. 臨床倫理や看護倫理を学び，臨床実践に生かすには，倫理カンファレンスが大きな鍵になる.

倫理カンファレンスとは

　看護職は，患者の傍らにいる時間が多い. 患者の権利を尊重するとともに患者が抱える問題と向き合い，信頼関係を築きながら，その患者にとって最善の医療やケアが提供されるように，倫理的に行動することが大切である[1].

　倫理カンファレンスとは，患者や家族の希望や思いを汲み取り，それらを今行われている治療やケアにどのように擦り合わせるかを考えながら，「患者や家族の意思決定支援をどうするか」「患者や家族の自立支援をどうするか」「医療者の考えている治療やケアは患者や家族の意向に添っているか」「医療者の治療やケアが医療者間で相違がないか，それによる不利益は生じていないか」などを看護職間，看護職—多職種間で話し合うプロセスのことである.

　篠田[2]はカンファレンスの目的について，"メンバー間の意見交換により情報の共有化を図りつつ，多面的なアセスメントや意見交換による対象理解の深化と有益な支援方法を検討し，信頼関係を構築しながらチームを成長させること"と述べているが，これは倫理カンファレンスにも共通する.

　倫理的問題を検討するなかで，患者—医療者間，看護職間，多職種間で価値観を共有し，信頼関係を構築し，新たな知見を得ながらチーム力を高めるなかで，よりよい患者や家族の意思決定支援やケアの提供を目指すことが，倫理カンファレンスの目的である.

倫理カンファレンスの実際

　倫理カンファレンスは，病棟や外来で看護職間や多職種合同で行われる場合（定期的に月1回，半年に1回など）や，施設全体で半年〜1年に1回程度，倫理的問題を取り上げて事例検討会を行っている施設もあり，さまざまな形態で行われている．倫理カンファレンスという名称を使わなくても，臨床実践のなかでは，外来や病棟でのカンファレンス，退院調整の検討，デスカンファレンス，事例検討会などにおいて，倫理的な問題が検討されている．

　患者や家族の意思決定支援や治療方針を考える場合，患者や家族の自律をどのように尊重するか，また患者や医療者の間で意見や価値観の相違がある場合，それらを踏まえて患者や家族にどのようにかかわるかなどを話し合うなかで，倫理という言葉は直接的に使われていなくても，倫理的視点で話し合い，倫理カンファレンスが行われているのである．

　以下では，効果的な倫理カンファレンスを行うための留意点について説明する．

倫理カンファレンスの準備

1 事例検討の内容の情報収集・整理

　倫理カンファレンスを効果的に行うために，一定のツールを使うことが推奨されている[5]．ツールにより，患者や家族の全体像をつかみやすく，目的や情報の共有や話し合いの焦点化を行いやすくなる．

a 倫理検討ツール

　代表的な倫理検討のツールとして，アルバート・ジョンセンの「4分割表」[3]や，清水の「臨床倫理検討シート」[4,5]などがある．ジョンセンの「4分割表」は，事例検討者が感じている倫理的問題を「医学的適応」「患者の意向」「生活の質（quality of life：QOL）」「周囲の状況」の視点で，情報を整理して話し合うツールである．

　表1に，ジョンセンの「4分割表」の記入の仕方，および倫理カンファレンスを行う際の注意点を示す．臨床のなかで毎回，このようなツールを使うことは難しいが，倫理カンファレンスを有効に行ううえでは，非常に有用である．

b ツールを使用する際の注意点

　さまざまなツールは，情報の整理や共有に効果的であるが，患者や家族などで起こっている問題をツールに当てはめて終わらないように，注意する必要がある．

　倫理カンファレンスにおいて患者や家族や医療者の状況をツールに当てはめる作業をしていると，内容の検討よりも，「どこに記載するか」といった視点になりがちで，今後のケアや支援の方向性を考える前に，時間切れになってしまう場合が少なくない．

　限られた時間のなかで倫理カンファレンスを有効に行うためには，事例提供者が，ツールを使ってある程度まとめた後に，倫理カンファレンスを行うことが重要である．これにより，現在起こっている問題だけでなく，事例提供者の悩みやジレンマも把握しやすくなり，有効な倫理カンファレンスにつながる．

表1　ジョンセンの「4分割表」

医学的適応 (Medical Indications)	患者の意向 (Patient Preferences)
1. 患者の医学的問題は何か？ 　病歴は？　診断は？　予後は？ 2. 急性か？　慢性か，重体か，救急か？ 3. 治療の目標は何か？ 4. 治療が成功する確率は？ 5. 治療が奏効しない場合の計画は何か？ 6. 要約すると，この患者が医学的および看護的ケアからどのくらい利益を得られるか？ 　また，どのように害を避けることができるか？	1. 患者には精神的判断能力と法的適応能力があるか？能力がないという証拠はあるか？ 2. 対応能力がある場合，患者は治療への意向についてどう言っているのか？ 3. 患者は利益とリスクについて知らされ，それを理解し，同意しているか？ 4. 対応能力がない場合，適切な代理人は誰か？その代理人は，意思決定に関して適切な基準を用いているか？ 5. 患者は以前に意向を示したことがあるか？事前指示はあるか？ 6. 患者は治療に非協力的か，または協力できない状態か？　その場合，なぜか？ 7. 要約すると，患者の選択権は倫理・法律上，最大限に尊重されているか？
QOL (Quality of Life)	**周囲の状況 (Contextual Features)**
1. 治療した場合，あるいはしなかった場合に，通常の生活に復帰できる見込みはどの程度か？ 2. 治療が成功した場合，患者にとって身体的，精神的，社会的に失うものは何か？ 3. 医療者による患者QOL評価に偏見を抱かせる要因はあるか？ 4. 患者の現状の状態と予測される将来像は延命が望ましくないと判断されるかもしれない状態か？ 5. 治療をやめる計画やその理論的根拠はあるか？緩和ケアの計画はあるか？	1. 治療に関する決定に影響する家族の要因はあるか？ 2. 治療に関する決定に影響する医療者側（医師・看護師）の要因はあるか？ 3. 財政的・経済的要因はあるか？ 4. 宗教的・文化的要因はあるか？ 5. 守秘義務を制限する要因はあるか？ 6. 資源配分の問題はあるか？ 7. 治療に関する決定に法律はどのように影響するか？ 8. 臨床研究や教育は関係しているか？ 9. 医療者や施設側で利害対立はあるか？

c　多職種でのカンファレンスが重要

　いつも働いている職場のメンバーだけで，倫理カンファレンスをくり返していくと，倫理カンファレンスの意見や対応策が画一的で，パターナリズムのケアや支援になる傾向が出てくる．多職種でカンファレンスを行うことは，個々の専門職の専門性を生かし，患者や家族のよりよいケアや支援に向けて，広がりのある話し合いをすることができると考えられる．

　これは患者や家族のQOLを高めるだけではなく，各専門職の知識や技術の向上にもつながるだろう．

2　倫理カンファレンスを始める前の留意点

a　カンファレンスの目的を明確にして，共有する

　倫理カンファレンスに参加する医療者では，一人ひとりの価値観や視点には，必ず違いがある．多職種であれば，それに専門分野における特殊性も加わってくる．

　十分に話し合いの目的を共有していなければ，参加者が個々に考えている問題点を出し合うだけで時間切れとなり，対応策を検討できないまま，倫理カンファレンスが終わることになる．

　限られた時間のなかで，効果的に倫理カン

ファレンスを行うためには，話し合う目的を明確にして，個々の看護職や多職種が情報を共有したうえで話し合うようにすると，参加者の価値観や専門性を生かした対応策がまとまりやすい．

臨床実践の現場では，時間がないなかで倫理カンファレンスを行うことが多く，時間を有効に使いながら，「患者の今起こっている問題や悩みをどのように支援していくのか」を考えることが求められる．患者や家族を取り巻く苦痛や問題はたくさん考えられるが，そのなかで一番話し合いたいテーマや早急に話し合いたい問題を1つか2つ，丁寧に話し合うことが重要である．こうした取り組みが，よりよい患者・家族支援につながるだろう．

b 事例提供者の立場を考慮する

参加者の姿勢として，問題について一般的な意見ばかりを述べたり，事例提供者へ「教えてあげる」というような立場で意見を述べるべきではない．「自分だったらどうするか．どのように感じるか」という事例提供者と同じ立場に立って，意見を述べるようにする．

検討している内容を，他人事として捉えるのではなく，相手の立場を考え，思いやりをもったディスカッションを行うことで，事例提供者や参加者が意見を出し合えるよい環境をつくることができる．

■□□ 倫理カンファレンスのなかでの留意点

a 「よいケア」「悪いケア」を決める場所ではない

倫理カンファレンスでは，事例提供者がジレンマを感じていることに対して，問題を整理し，ジレンマを解消・解決する方法があるのか，最善策はないかをチームで検討することが大切である．

事例検討の目的は，参加者が広い視野で，多くの意見を出し合いながら，よりよいケアを目指していくことである．事例提供者のかかわりが「よいケア」「悪いケア」であったかなどを評価するカンファレンスにならないよう，心がけなければならない．

b 情報やケアの「ないもの探し」をしない

事例提供者に対して，参加者が「〜の情報がない」「〜をすればよかったのではないか」「〜をしていない」など，不足している情報やケアを列挙するだけのカンファレンスになることがある．検討事例を客観的に捉え，不足している情報やケアに気づくことも大切かもしれないが，そういった状況をどのようによいケアにつなげていくかを具体的に検討することが重要である．

参加者が「今何をすべきか，どのように行うか」を検討することが，よりよい倫理カンファレンスを行うためのポイントである．

c お互いを認め合いながら進行する

倫理カンファレンスのテーマは，患者や家族の苦悩や，医療者間の意見の相違によるジレンマなど，繊細な問題が多い．そのため，事例提供者や参加者も難しい問題に直面し，不安や緊張感を抱えながら話し合っていることが多い．

否定的な意見が多く出される倫理カンファレンスでは，事例提供者も参加者も疲弊し，傷つき，さらに問題解決方法も出ないまま未消化感だけが残るカンファレンスになりやすい．

相手の意見を肯定しながら自分の意見を述

ステップ1 ステップ2 ステップ3 ステップ4

べると，より多くの意見が集まるようになり，積極的な倫理カンファレンスになる．

d　倫理カンファレンスの意見が出ない 時や，話し合いに行き詰まった時

　事例に対する意見が出ない時や意見が対立した時は，事例に関連した内容で，働いているなかで気になっていることや，同じような事例を体験していないかなどを話し合う．

　または，事例を聞いてどのように感じているのかを，率直に参加者に話してもらうと，話し合いが広がることもある．

倫理カンファレンスのまとめ方

a　倫理カンファレンスで出た意見を 無理にまとめない

　倫理カンファレンスでの意見に相違があった場合は，無理やり1つの意見にまとめたり，完結させないように配慮する．これを無理に行うと，カンファレンスが台無しになることもある．真剣に話し合えば話し合うほど，多種多様な意見が出る．事例を多面的に考えると，患者・家族に必要な支援やケアは1つになるとは限らない．

　話し合った意見を振り返りながら，優先順位を考えてケアを展開すること，また不足している情報をいつまでにどのように収集するのかなどを決め，必要時は，再度倫理カンファレンスを行う日を設定するとよい．

b　予定された時間内に終了するよう 心がける

　予定された時間内に倫理カンファレンスを

終えることが基本である．話し合いが途中の場合でも，話し合ったところまでをまとめて，次につなげる．あらかじめ倫理カンファレンス開始時に，そのことを告げておくべきである．

　倫理カンファレンスの開始時や前半は意見を述べる人が少なく，後半になって議論が活発になり，時間を延長してしまう場合もある．それでも意見がまとまるとは限らず，こうした状況が医療スタッフの倫理カンファレンスに対する「苦手意識」につながりかねない．

　どのような状況にあっても時間内で「まとめる力」を身につけることは，倫理カンファレンスだけではなく，さまざまな場で活用できるだろう．

＊

　看護職は，患者や家族と出会いや別れをくり返している．看護職はかかわる時間の長短にかかわらず，それぞれ専門性を発揮しながら，患者や家族のよりよいケアや支援を目指し，日々奮闘している．そのなかで「出会った患者や家族を思い，悩むこと」「後悔をすること」は，とても尊いことであるといえる．

　石垣は，「その人にしか生きられないかけがえのない人生を生きている患者さんだということをしっかりふまえたうえで，その患者さんにとってベストの医療を専門家として考え，その人の価値観や意思とあわせて考えることが大切」であると述べている[5]．

　患者や家族だけではなく，医療者もお互いを支え合い尊重しながら，よりよいケアや支援を目指すためにはどうすればよいかを検討していくには，倫理カンファレンスは非常に有用である．

事例から考える

〈プロフィール〉

　A氏，77歳，男性．胃がん・多発肝転移・がん性腹膜炎．日常生活は自立している．認知機能も問題ない．家族構成：長女夫婦・孫2人（中学生1人・高校生1人）同居，妻は4年前に他界している．

〈経過〉

　食欲低下と嘔気・嘔吐が出現し，消化器内科を受診した．検査結果で胃がんと多発肝転移，ステージⅣと診断された．

　精査の結果を伝えるため，外来で病状説明をセッティングした．診察前に長女から，先に主治医に病状を聞きたいと希望があったため，主治医は長女に，A氏は胃がん，多発肝転移がありステージⅣであることを説明した．さらに，「余命は3か月〜半年．病状は進行しているため，手術の適応はない．対症療法として負担の少ない化学療法を行う選択がある．効果があれば，余命が半年〜1年に延びる可能性があるが，効果がない可能性もある」と説明した．

　長女夫婦は，「父は気持ちが弱いこと，がんだと聞いてショックを受けるので，がんだと言わないでほしい．病院も大嫌いで，やっと連れて来たらがんだった．化学療法は，高齢なので受けなくてもよいかもしれない．家で動けるまで看て，具合が悪くなったら病院に連れてきたい」と話した．

　主治医は，長女へ「Aさんは自己決定できる状態であるため，胃がんであることを伝えて，治療をどうするのか選択をしてもらいたい」と相談したが，長女が未告知を

強く希望した．

　その日の診察で主治医は，A氏へ「胃の腫瘍があるため痛みが出ていること，その原因はまだわからない．症状をコントロールするために鎮痛薬を処方し，次回症状の評価をする」と説明した．次回受診1週間後を予定し，次回受診日までに長女に告知や治療について考えてくるように説明した．

＊

　主治医と外来看護師は，A氏がADL自立，意思決定もできるなかで，長女の希望どおりがん告知をしないという選択でよいのか，ジレンマを感じている．

1　カンファレンスのテーマ

▶A氏が意思決定もできるなかで，長女の希望どおり未告知という選択でよいのか

　カンファレンスは，上記テーマのもと進められた．ジョンセンの「4分割表」に沿って，**表2**のようにまとめた．

2　対応策

a　患者・家族の状況と対応

・意思決定ができるA氏にがんの告知をしないことは，A氏の病状が今後進行していくなかで，不信感が募ったり，必要な情報が伝えられなくなったりするため，メリットよりデメリットが大きいと医療者は判断する．

・長女は，親が胃がんと知り父親の病気を受け止められなかった可能性がある．長女と信頼関係を深めながら，長女の思いをもう

表2　カンファレンスの内容

医学的適応（Medical Indications）

1. 患者の医学的問題は何か？
　　胃がん・多発肝転移・がん性腹膜炎．予後は，未治療で余命3～6か月の可能性がある．
2. 急性か？　慢性か，重体か，救急か？
　　胃がんステージⅣ．
　　化学療法を受け効果があれば，6か月～1年の延命の可能性がある．効果がない可能性もある．対症療法をしながら予後を過ごす選択もある．
3. 治療の目標は何か？
　　A氏と家族に病状を説明し，A氏と家族の意向を確認し目標を決める必要がある．
　　⇒家族が未告知を希望され，A氏に相談できない．
4・5. 治療が成功する確率や，治療が奏効しない場合の計画は何か？
　　化学療法を受け効果があれば，6か月～1年の延命の可能性がある．効果がない可能性もある．対症療法をしながら予後を過ごす選択もある．
6. 要約すると，この患者が医学的および看護的ケアからどのくらい利益を得られるか？また，どのように害を避けることができるか？
　　胃がんステージⅣであり，余命は未治療では3～6か月．化学療法をして効果があれば，6か月～1年の延命の可能性がある．A氏にがん未告知を選択した場合，どの治療を受けるのか，残された時間をどのように過ごしたいのか選択できない．A氏に今後出現するがんの症状について適切な説明が受けられなくなる．

患者の意向（Patient Preferences）

1. 患者には精神的判断能力と法的適応能力があるか？能力がないという証拠はあるか？
　　A氏は認知能力に問題はなく，意思決定能力がある．
2. 対応能力がある場合，患者は治療への意向についてどう言っているのか？
　　病状説明をしていないため，A氏の意向は不明．
3. 患者は利益とリスクについて知らされ，それを理解し，同意しているか？
　　病名や治療の利益とリスクについて知らされていない．
4. 対応能力がない場合，適切な代理人は誰か？
　　代理人は長女（A氏に確認している）．
5. 患者は以前に意向を示したことがあるか？事前指示はあるか？
　　ない．
6. 患者は治療に非協力的か，または協力できない状態か？
　　精密検査も協力的で，きちんと検査に協力的だった．
7. 要約すると，患者の選択権は倫理・法律上，最大限に尊重されているか？
　　尊重されていない．家族の希望や思いは尊重され，家族の相談に対応できるが，A氏の病状への不安や疑問に対して正確に医療者が説明できなくなる．
　　A氏の治療を選択する権利，予後をどのように過ごしたいのか，意思決定が尊重されない．

QOL（Quality of Life）

1. 治療した場合，あるいはしなかった場合に，通常の生活に復帰できる見込みはどの程度か？
　　現在は，症状が軽減していることから，自立した生活を送っている．治療効果がない場合は余命3か月程度で，その前に体調不良で体動困難となる可能性がある．
2. 治療が成功した場合，患者にとって身体的，精神的，社会的に失うものは何か？
　　治療効果があっても，予後は6か月～1年である．その前に，化学療法の副作用や病状の進行で身体的・精神的・社会的苦痛が出現する可能性がある．
3. 医療者による患者QOL評価に偏見を抱かせる要因はあるか？
　　がん未告知を選択した場合，QOL 1.および2.の内容をについて，A氏がどの治療を受けるのか，残された時間をどのように過ごすのか選択できない．
　　今後病状が悪化していき，治らない症状や体動困難が出現するなかで，病状に対する適切な説明が受けられず，治療に対して不信感が強くなる可能性がある．

周囲の状況（Contextual Features）

1. 治療に関する決定に影響する家族の要因はあるか？
　　長女がA氏への未告知を希望している．長女が告知を嫌がる思いをきちんと聞いていない．
　　長女の思いをもう一度伺う必要がある．また，長女以外の家族はどのように思っているのか，長女を支えている人はいるのかを確認する必要がある．
2. 治療に関する決定に影響する医療者側（医師・看護師）の要因はあるか？
　　A氏にがん告知を「する」「しない」で，治療選択や今後の療養生活に影響する可能性がある．告知をするメリット・デメリットだけではなく，今後の病状が進行するなかで影響するメリット・デメリットを説明する必要がある．
3. 財政的・経済的要因はあるか？
　　確認していない．
4. 宗教的・文化的要因はあるか？
　　確認していない．
5. 守秘義務を制限する要因はあるか？
　　A氏より先に長女へ胃がんであることを伝えている．今回長女の希望に応え，最初に長女に病状説明をしたが，A氏は意思決定能力があり，最初にA氏に病状説明をする必要があったのではないか．

5. 緩和ケアの計画はあるか？ 　　化学療法あるいは対症療法のどちらを選択しても，A氏の身体・精神・社会・スピリチュアルな痛みの緩和や家族ケアを行う． 　　体動困難となった時の療養先についても，A氏や家族の希望を早めに伺い，希望どおりの治療や療養先の選択ができるかどうかが課題．	A氏の病気を「知る権利」や「守秘義務」を尊重する必要がある．

一度聴く．長女以外の家族の意見や，長女を支える人がいるのかを確認する．

・A氏にがん告知をした場合としない場合のメリット・デメリット，今後A氏の病状が変化した時にどのように影響するのか，医療者の考えを長女に説明して，A氏にとって本当に未告知でよいのか話し合う．

・医療者は，A氏に病状を伝えたうえで，A氏と家族の希望に添いながら最善の治療をともに考えたいと思っていることを伝える．

b　確認しておくこと

①医療費や経済面で心配があるのかどうか
⇒心配がある場合は医療ソーシャルワーカー（MSW）に相談できることを伝える．

②A氏が大切にしている価値や信念，宗教などがあるかどうか
⇒A氏の大切にしていることを尊重しなが

ら，治療を受けられるように支援をする．

c　注意

　倫理カンファレンスでは，告知を「する」「しない」を医療者が決める場ではない．患者や家族の置かれている状況を整理しながら，どのように倫理的問題を解決するのか，プロセスやアプローチを検討する．

引用文献
1）渕本雅昭，神田直樹：カンファレンスで根付かせる看護倫理現場導入の仕方．日総研，2012．
2）篠田道子：チームの連携力を高めるカンファレンスの進め方．p.2〜5，日本看護協会出版会，2013．
3）Albert R. Jonsen，Mark Siegler，William J. Winslade：臨床倫理学における倫理決定のための実践的なアプローチ，第5版（赤林朗，蔵田伸雄，児玉聡監訳）．新興医学出版社，2006．
4）清水哲郎，臨床倫理プロジェクト：臨床倫理エッセンシャルズ．東京大学大学院人文社会科系研究科死生学・応用倫理センター上廣講座資料．p.19〜26，2013．
5）石垣靖子，清水哲郎：臨床倫理ベーシックレッスン．p.10〜21，日本看護協会出版会，2012．

Step 3-4 学習の 振り返り	■ 倫理カンファレンスでは，どのようなことを話し合うのか説明してみよう． ■ 倫理カンファレンスを行ううえで，注意しなければならないことについて説明してみよう．

5 ICT社会における個人情報の保護

- 情報リテラシーについて理解できる.
- 臨地実習での情報の取り扱いについて理解できる.

背景とねらい

ICTとはInformation and Communications Technology の略語である. 1993（平成5）年から内閣府主導でスタートした高度情報通信ネットワーク社会推進戦略本部（IT総合戦略本部）の開設に始まり, 情報化時代への日本の国家戦略構想として, 現在も引き続き機能している. 当該戦略本部が早急に着手する最大の事業であった「情報インフラの整備事業」は, 予定どおりに実現に向かいつつあり, またインフラ整備に伴って実施される民間主導の情報活用も, インターネットの普及とともに大きな成果を上げている.

スマートフォンなどの情報通信技術の急速な拡大によって, すべての国民がICTを通じた豊かな生活を享受できるようになり, 今日の進化は目覚ましい. しかし, 一方で情報活用に起因した想定外の事態も多く生じている. その大きな課題として, 使用者である人間側の情報モラルや情報セキュリティに関する事項が挙げられる.

特に医療においては, その運用と扱いに十分な注意が必要となる. これに関しては, 医療者の守秘義務に係る法令とも大きくかかわっている. 保助看法第42条の2において「保健師, 看護師又は准看護師は, 正当な理由がなく, その業務上知り得た人の秘密を漏らしてはならない. 保健師, 看護師又は准看護師でなくなった後においても, 同様とする」と記されている. この法令においては, 罰則規定として, 正当な理由なしに業務上で知り得た秘密を漏らした時には, 6か月以下の懲役または10万円以下の罰金に処すると明記されている.

ICTの進化によって, この法令が規定する守秘義務の重要性が高まり, 情報化に対応した当該法令の遵守を図る目的で, 医療人への再教育や継続教育, 基礎教育が今日的な課題となっている. 日本看護協会では, この問題に対して「SNSの普及における倫理的課題」[1]として挙げ, SNS（ソーシャル・ネットワーキング・サービス）が私的な内容や感情を気軽に記載しやすいことから, 看護職が書く内容によっては, 患者または利用者等の個人情報の漏洩や, 社会的信用の損失につな

がる場合もあり，厳重な注意を呼びかけている．

　これから医療・福祉系を学ぶ学生にとっては，教育を受けるべき必須内容として重要である．日本看護学校協議会共済会は「臨地実習における患者の個人情報の取り扱い」[2] と題して，看護学生や教員がソーシャルメディアを使用する際の情報リテラシー（情報を正しく読み解き，正しく管理・活用すること，およびその能力）について提言している．また，厚生労働省においても「医療・介護関係事業者における個人情報の適切な取扱いのためのガイダンス」[3] を策定し，法的立場から情報化時代における個人情報の保護に努めるように提言している．

　そこで本項では，ICT 社会に問われる個人情報の保護に伴う看護倫理課題について，事例を交えながらそのポイントを解説する．

■□□　事例から考える

事例 1　実習受け入れ先での出来事を SNS でつぶやく

　学生 A は，地域看護学実習のため，P 保健所において 5 人チームで実習していた．A は，毎日の出来事を SNS で発信するのを日課としていた．学内での実習ガイダンスでは，実習中の出来事や個人情報は，医療人としての守秘義務を遵守するとともに，決してネット上に公開しないように注意喚起を促していた．ところが A は，匿名で投稿するので大丈夫と思い，実習中の出来事や実習指導者への不満などを書き込んでしまった．

　A のハンドルネームは，明らかに特定の大学名が推測される名称となっているにもかかわらず本人はそれを認識しておらず，さらには実習での写真も掲載されていた．写真には人物などは写ってはいないが，場所が特定できる映像がアップされていた．偶然に A の SNS の書き込みを見た，同級生の学生 B は，ハンドルネームと写真から「もしかしたら？」と思い，A の実習担当教員に「明らかに A が書き込んだと思われる，個人と大学が特定できる情報が SNS にアップされている」と通報した．その内容を教員が確認するために A を呼び出したところ，当事者であることが判明した．

　教員はすぐに公開情報を削除するように A に指示し，A は削除した．しかし，一度インターネット上でアップされた情報を完全に削除することは難しく，削除後もインターネット上で，その書き込みを見ることが可能な状況となっている．

1　倫理的視点

▶SNS における情報リテラシーの遵守
▶SNS 書き込みでの注意点

2　解説

a　SNS における情報リテラシー

　近年の Facebook，Twitter，LINE などの SNS の進化は目覚ましく，誰もが個人的な考えや出来事を社会に発信する機会をもつことが容易になっている．しかし，軽い気持ちの SNS への書き込みが，人権侵害や個人情報保護法への抵触などによって，書き込み

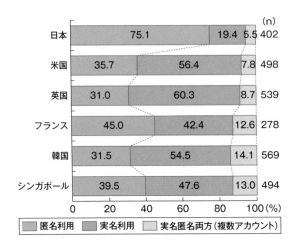

図1　Twitterの実名・匿名利用

総務省：ICTの進化がもたらす社会へのインパクトに関する調査研究（平成26年）より引用

を行った本人のみならず関係者にも影響を及ぼしてしまうことがある．医療人としての基礎を学ぶ看護学生においては，個人情報保護，情報倫理および医療倫理などの倫理教育が重要となる．**図1**は，総務省が公開した，SNS上で情報を発信している人たちの匿名性の認識について国際比較したものである．日本においては，他国に比較して匿名での書き込みが多く，実名での書き込みは少ない．しかし，匿名で書き込みを行ったとしても，事例に示すように，書き込みの内容から容易に個人が特定できる可能性が高いことを十分に認識すべきである．

b　SNS書き込みの注意点

SNSへの書き込みに関して，英国のNursing and Midwifery Council（NMC）では，以下のことをすると免許資格停止（学生なら資格が取れない）と警告し，厳しい罰則がある．

①機密性の高い情報をオンラインでシェアする

②仲間や患者について不適切なコメントを投稿する

③SNSで仲間をいじめたり脅したりする

④患者やサービスの利用者と個人的な関係になる

⑤性的に露骨なものを配布する

⑥SNSを違法に使う

また，同時に公開されているSNS実践ガイダンスでは，以下のような記述がなされている．

①匿名であったとしても，患者や仲間への不満などを投稿しない

②患者やサービス利用者，その家族などの写真を投稿しない

③内部告発に利用しない

④自分のプライバシーを守るため，初期設定のままにせず，公開レベルを細かく設定する

⑤すべての投稿をプライバシー設定しても，コピー可能な限り公開可能性があると考える

⑥自分が攻撃のターゲットとわかった場合，

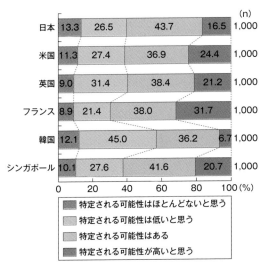

図2　匿名利用における特定されるリスクに対する認識
総務省：ICT の進化がもたらす社会へのインパクトに関する調査研究（平成 26 年）より引用

行動を起こす．相手をリムーブ（フォローをやめること）したりブロックしたりできるし，迷惑行為を報告する機能があることを知っている

　事例では，学生 A が，匿名性が保たれると思い，軽い気持ちで投稿したことは軽率であった．たとえ個人が特定できる可能性が低い情報と自己判断したとしても，将来医療人となる者が，軽い気持ちで情報を流してしまうことはあってはならない．**図2**は，投稿者が特定される危険性の認識である．日本においても，約6割の人たちが，個人が特定される可能性があると認識している．このような認識をもちながらも投稿をしてしまうような事例は多く，看護教育では十分な教育・指導が必要である．特に医療に携わる者は，職務において知り得た個人情報の流出は，保助看法第42条の2において「正当な理由がなく，その業務上知り得た人の秘密を漏らしてはならない」とあるように，個人が特定される可能性の有無にかかわらず，ネット上には決して流してはならないことを十分に認識すべきである．

事例 2　病院実習の電子カルテから患者情報をコピーする

　学生 A は，病院の外科病棟において受け持ち実習を行っている．手術前の患者を受け持っているために，病棟の実習担当者から，術前の患者情報の収集をしっかりと行い，術前・術後の患者指導に向けた必要事項をまとめるように指示された．しかし，A の受け持ち患者は複数の疾患を抱えており，高齢でもあることから，過去病歴や現病歴など非常に多くの情報からケアの優先順位を決定せねばならず，それらを実習ノートに書き留める時間がないことに困っていた．このような状況のなかで A は，電子媒体から情報をダウンロードすることが実習前のガイダンスで固く禁止されていたにもかかわらず，自分のメモリースティックに電子カルテ情報をコピーし，施

設外に持ち出してしまった.

　後日，学生が電子カルテから個人情報をコピーしていたことが病院の情報管理室から指摘され，大きな問題となった.

1　倫理的視点

▶臨地実習での患者情報の取り扱い
▶実習記録を電子媒体で保管する場合の注意点

2　解説

a　臨床実習での患者情報の取り扱い

　看護学生が実習施設でかかわった対象者への責任として，「説明責任（インフォームド・コンセント）」「情報管理に関する責任」の2つが挙げられる．臨地実習では，学生が対象となる患者を受け持つには，対象との同意が成立していなければならない．つまり，学習上に必要な診療記録の閲覧や情報入手，実習記録への記載と保管，記録の破棄などを含め，実習目的外の不使用と個人情報の保護などについて同意を得る必要がある．この際，対象者への説明は，書面を用いて行い，署名により同意を得ることが原則となっている.

　このような患者からの実習協力への同意と併せて重要な事項として，情報管理に関する責任が挙げられる.

1）診療記録の閲覧について

　診療記録の閲覧は，原則として受け持ち患者に限り許可される行為である．以下には，診療記録の閲覧にかかわる注意事項について記した.
①学習の必要上において，受け持ち以外の患者の診療記録を閲覧する際は，実習指導者もしくは担当教員に申し出る．たとえ閲覧許可を得た場合であっても，学習に必要な範囲を明確にし，当該目的の達成に必要な最小限に止める.
②診療記録は指定された場所のみで閲覧し，閲覧後はすみやかに元の場所に戻す．これらをコピーしたり，カメラで接写したりしてはならない.
③診療記録が電子化されている場合は，学生用の ID とパスワードを取得し，個人の責任で管理する．他者に自分の ID とパスワードを使用させたり，他者のものを使ったりしてはならない.
④閲覧中にシステムの支障や誤作動が生じた場合は，実習指導者やスタッフに報告する.
⑤閲覧終了後は必ずログアウトする．実習施設の医療者がログインしている場合は，その状態では閲覧しない.
⑥電子カルテからの情報を個人の電子媒体にダウンロードしたり，プリントアウトして実習施設外に持ち出したりしてはならない.

　事例では，⑥で記したように，電子カルテから得た患者情報を，実習施設のパソコンから自身の所有するメモリースティックにダウンロードし，施設外に持ち出したことが問題となる．当該メモリースティックを紛失し，他者に拾われて悪用される可能性もある．また，インターネットにつながっている自宅のパソコンで読み取らせて作業している間に，ネットウイルスに感染し，インターネット上に広がってしまう危険もある.

2）個人情報の匿名化について

　学習上やむを得ず個人情報を施設外に持ち

出す場合は，個人が特定されないように匿名化などの作業を徹底することが重要である．実習施設から持ち出す情報は必要最小限とし，メモなどへの記述は可能な限り抽象化して表現する．実習記録の取り扱いにあたっては，以下の事項を遵守する．

① 対象者の氏名は，「A 氏」「B 氏」「C 氏」など意味のないアルファベットなどで示す．個人を特定しやすいイニシャルは用いない．

② 年齢は，「60 歳代前半」などとし，具体的な年齢や生年月日は，学習上きわめて重要でない限り記載しない．

③ 日付は，「20XX 年 X 月 X 日」などとし，具体的な年月日は記載しない．

④ 居住地は，原則として記載しない．

⑤ 職業は，「農業」「自営業」「会社員」「福祉関係」など抽象化して記載する．医師や看護師など具体的な職名は記載しない．

⑥ 家族歴は，「妻（同居・通院中）」「子（1 人・別居）」などとし，家族の年齢や居住地などは記載しない．特に遺伝情報は，原則として記載してはならない．

⑦ 実習病院や病棟名については，実習記録，レポート（表紙・内容），カンファレンス資料，実習ファイルなど，どこにも記載してはならない．

b　実習記録を電子媒体で作成・保管・管理する場合の注意点

ここでは，以下の事項を遵守する．

1）電子媒体で作成・保管する場合

① 保存する電子媒体は USB メモリー，学内ネットワークの個人ディレクトリの 2 種類とする．

② 作成するファイル，ファイルを格納するフォルダ，USB などのメモリー自体にパスワードを設定する（複数のレベルで暗号化するのが望ましい）．

③ USB などのメモリーは実習記録専用の 1 つのみとし，他の用途では使用しない．バックアップは学内ネットワークの個人ドライブのみとする．

④ 実習記録が保存されている USB などのメモリーは，実習施設，学校，自宅，宿泊施設およびその間の移動以外には持ち歩かない．持ち歩く際には紛失に気づきやすい工夫をしておく．

⑤ 実習記録のファイルをメール添付で送受信しない．

⑥ 学内の情報センターを使用する場合は，作業途中で中座しない．中座する場合は必ずシャットダウンし，USB などのメモリーをパソコンから外す．ほかにも，プリントジョブを残さない，ミスプリントはシュレッダーで裁断し破棄する，プリント時は紙の裏面を使用しない，などを遵守する．

2）個人所有のパソコンを使用する場合

① 編集作業のためにファイルを保存する場合は，作業終了後すみやかに消去する（ファイルをパソコンに残さない）．

② ウイルス対策ソフトは最新の状態を維持する．

③ ファイル共有ソフト（Winny，Share など）はインストールしない．

④ 公衆無線 LAN やスマートフォンによる Wi-Fi テザリング機能を利用している場合は，強固な暗号化方式の使用，適切なパスワード管理などの設定や取り扱いに留意する．

3）その他

① SNS（Facebook，LINE，Twitter，

ステップ 1　ステップ 2　ステップ 3　ステップ 4

Google＋, mixiなど), ブログ, ホームページ, 掲示板, 動画投稿サイトなどに, 実習中に知り得た情報や個人の特定につながる可能性のある情報は, 写真, 動画なども含めて投稿してはならない.

②実習中の電子機器 (携帯電話・スマートフォン, タブレット PC, ノートパソコンなど) による撮影・録画・録音は, 対象者の了解が得られ, 実習指導者もしくは担当教員が必要と判断する場合を除き, 禁止する.

③撮影・録画・録音の際は, 記録内容から個人が特定されないように配慮する.

④電子機器は原則として施設内で持ち歩かず, 指定された場所で保管, 使用する.

⑤インターネット上に格納してデータを保管するクラウドストレージサービス (Dropbox, SugarSync, Google ドライブなど) を利用した記録ファイルの保存や受け渡し, スマートフォンなどとのファイル共有およびバックアップはしない.

参考文献
1) 日本看護協会：個人に関する情報と倫理. https://www.nurse.or.jp/nursing/practice/rinri/text/basic/problem/kojinjyoho.html
2) 吉岡譲治：臨地実習における患者の個人情報の取り扱い. 共済会 (日本看護学校協議会共済会) 8：1～10, 2010.
3) 個人情報保護委員会, 厚生労働省：医療・介護関係事業者における個人情報の適切な取扱いのためのガイダンス (平成29年制定, 令和4年3月一部改正). https://www.ppc.go.jp/files/pdf/01_iryoukaigo_guidance4.pdf
4) 小沢久美子, 木立るり子, 五十嵐世津子ほか：看護学生におけるSNS利用とITリテラシー教育および道徳的感受性との関連. 日本看護研究学会雑誌 41 (1)：37～46, 2018.
5) 夏目美貴子, 太田勝正：臨地実習における学生の患者情報取り扱い上の問題およびその指導法. 看護科学研究 11：1～9, 2013.
6) 諸井陽子, 小林元, 菅原亜紀子ほか：医療系学生・医療専門職が起こしたインターネット上のモラルハザード事例. 医学教育 47 (3)：185～187, 2016.
URLは2022年11月16日検索

看護研究に必要な
看護倫理

Step 4

1 看護研究における倫理

1 看護研究における 倫理

- 医学研究に対する倫理的原則を示している「ヘルシンキ宣言」について理解できる.
- 研究倫理審査の目的と内容について理解できる.
- 研究成果の公表の際に，研究者自身に求められる倫理について理解できる.

研究における倫理の始まり

　人間を対象とした研究倫理の歴史は，第二次世界大戦中の人体実験をきっかけにまとめられた「ニュルンベルク綱領」および，それをもとに世界医師会（World Medical Association：WMA）が作成した「ヘルシンキ宣言」，さらにヘルシンキ宣言をより具体化した「ベルモント・レポート」に分けられる.

　ニュルンベルク綱領は，第二次世界大戦中のナチスドイツにおいて，強制収容所に捉えられた捕虜たちに対して行われた人体実験の反省を踏まえ，人体実験における普遍的な倫理基準として，1947（昭和22）年に明文化された.

　ニュルンベルク綱領は，主に次の10項目に要約される.

- 被験者の自発的な同意が必要不可欠である
- 不必要な実験は行わない
- あらかじめ動物実験を行う
- 不必要な身体的・精神的な苦痛を避ける
- 死や障害が予想される実験は行わない
- リスクがリターンを上回ってはいけない
- 周到な準備と適切な設備を整える
- 科学的有資格者によって行われなければならない
- 被験者は自由に実験を中止できなければならない
- 被験者に死や障害が及ぶと予想される場合，実験者はいつでも中止できる心構えがなければならない

　以上の10項目をたたき台として，世界医師会は1964（昭和39）年6月の総会において「人間を対象とする医学研究の倫理的原則」を採択し，その内容が「ヘルシンキ宣言」として，今日まで社会の変化とともに改訂されている. このヘルシンキ宣言において「インフォームド・コンセント」という考え方が導入されたことで，医学研究における重要な指針となった.

　その後，1979（昭和54）年に米国の「生物医学および行動学研究の対象者保護のための国家委員会」により，ヘルシンキ宣言の内容をさらに具体的に要約したものが「ベルモント・レポート」である. ベルモント・レ

ポートは，人間を対象とした医学研究における３つの基本的な倫理原則として「人格の尊重」「善行」「正義」と定義し，この３原則を研究に適用する際に考慮する要件として「インフォームド・コンセント」「リスク対利益の評価」「研究対象者の選択」についてまとめられている．

本項では特に，今日の医学研究の大きな指針となっているヘルシンキ宣言の内容について，少し掘り下げて紹介する．

1 ヘルシンキ宣言

ヘルシンキ宣言は，「人間を対象とする医学研究の倫理的原則」として1964年6月にヘルシンキで行われた第18回WMAで採択された．その後，この倫理原則は1975（昭和50）年10月（東京），1983（昭和58）年10月（ベニス），1989（平成元）年9月（九龍），1996（平成8）年10月（サマーセットウェスト），2000（平成12）年10月（エジンバラ），2008（平成20）年10月（ソウル），2013（平成25）年10月（フォルタレザ）の各医師会総会でブラッシュアップされ，現在に至っている．

最新のヘルシンキ宣言は，「序文」から始まって，「一般原則」「リスク，負担，利益」「社会的弱者グループおよび個人」「科学的要件と研究計画書」「研究倫理委員会」「プライバシーと秘密保持」「インフォームド・コンセント」「プラセボの使用」「研究終了後条項」「研究登録と結果の刊行および普及」「臨床における未実証の治療」など11のタイトル，37項目の解説文より成り立っている．

a 序文と一般原則

序文では，「人間を対象とする医学研究に

関与する医師以外の人々に対してもこれらの諸原則の採用を推奨する」とし，宣言の序文としている．

一般原則では，医学研究をする者に対する行動規範を述べており，研究対象となる人たちへの健康への配慮と権利擁護をまとめたものとなっている．以下，訳文の一部抜粋である．

- 医学研究の対象とされる人々を含め，患者の健康，福利，権利を向上させ守ることは医師の責務である．医師の知識と良心はこの責務達成のために捧げられる．
- 医学研究はすべての被験者に対する配慮を推進かつ保証し，その健康と権利を擁護するための倫理基準に従わなければならない．
- 被験者の生命，健康，尊厳，全体性，自己決定権，プライバシーおよび個人情報の秘密を守ることは医学研究に関与する医師の責務である．
- 人間を対象とする医学研究は，適切な倫理的および科学的な教育と訓練を受けた有資格者によってのみ行われなければならない．
- 研究への参加が被験者としての患者の健康に悪影響を及ぼさないことを確信する十分な理由がある場合に限り，その患者を研究に参加させるべきである．
- 研究参加の結果として損害を受けた被験者に対する適切な補償と治療が保証されなければならない．

b リスク，負担，利益

研究によって引き起こされるリスクや不利益などに対しては十分に配慮し，少しでも被害が生じることがある場合には研究中止の判断をすべきことを記している．以下，訳文の

一部抜粋である.

- 人間を対象とする医学研究は，その目的の重要性が被験者のリスクおよび負担を上まわる場合に限り行うことができる.
- リスクが適切に評価されかつそのリスクを十分に管理できるとの確信を持てない限り，医師は人間を対象とする研究に関与してはならない.

c　社会的弱者グループおよび個人

　社会的な弱者は，研究対象者として不適切な扱いを受けやすい．それらに対する十分な保護や配慮が必要である．以下，訳文の一部抜粋である.

- あるグループおよび個人は特に社会的な弱者であり不適切な扱いを受けたり副次的な被害を受けやすい．すべての社会的弱者グループおよび個人は個別の状況を考慮したうえで保護を受けるべきである.

d　科学的要件と研究計画書

　倫理的な検討事項を明示した研究計画書の作成の重要性が記されている．ここでは，人のみではなく動物の福祉にも言及している．以下，訳文の一部抜粋である.

- 研究に使用される動物の福祉は尊重されなければならない.
- 人間を対象とする各研究の計画と実施内容は，研究計画書に明示され正当化されていなければならない．研究計画書には関連する倫理的配慮について明記され，また本宣言の原則がどのように取り入れられてきたかを示すべきである.

e　研究倫理委員会

　第三者機関として正当に研究計画を判断できる研究倫理委員会の存在と役割を明記して

いる．以下，訳文の一部抜粋である.

- 研究計画書は，検討，意見，指導および承認を得るため研究開始前に関連する研究倫理委員会に提出されなければならない．(中略) 研究者は，委員会に対してモニタリング情報とくに重篤な有害事象に関する情報を提供しなければならない．委員会の審議と承認を得ずに計画書を修正してはならない．研究終了後，研究者は研究知見と結論の要約を含む最終報告書を委員会に提出しなければならない.

f　プライバシーと秘密保持

　以下，訳文の全文である.

- 被験者のプライバシーおよび個人情報の秘密保持を厳守するためあらゆる予防策を講じなければならない.

g　インフォームド・コンセント

　インフォームド・コンセントが研究倫理において重要な事項であることを具体的に明示している．以下，一部抜粋である.

- 医学研究の被験者として (中略) インフォームド・コンセントを与える能力がある個人を本人の自主的な承諾なしに研究に参加させてはならない.
- インフォームド・コンセントを与える能力がある人間を対象とする医学研究において，(中略) 研究に関するすべての面について十分に説明されなければならない．被験者候補は，いつでも不利益を受けることなしに研究参加を拒否する権利または参加の同意を撤回する権利があることを知らされなければならない.
- 研究参加へのインフォームド・コンセントを求める場合，医師は，被験者候補が医師に依存した関係にあるかまたは同意を強要

ステップ 1

ステップ 2

ステップ 3

ステップ 4

されているおそれがあるかについて特別な注意を払わなければならない.

- インフォームド・コンセントを与える能力がないと思われる被験者候補が研究参加についての決定に賛意を表することができる場合,医師は法的代理人からの同意に加えて本人の賛意を求めなければならない.被験者候補の不賛意は,尊重されるべきである.

- 医師は,治療のどの部分が研究に関連しているかを患者に十分に説明しなければならない.患者の研究への参加拒否または研究離脱の決定が患者・医師関係に決して悪影響を及ぼしてはならない.

h プラセボの使用

新たな治療を行う場合の効果の検証においては,あらかじめ最善とされる治療と比較した研究であることが求められる.最善とされる治療法がない場合には,プラセボを使用して被験者がリスクを被ることがないように配慮することが記されている.以下,訳文の一部抜粋である.

- 新しい治療の利益,リスク,負担および有効性は,以下の場合を除き,最善と証明されている治療と比較考量されなければならない:(中略)プラセボの使用または無治療の患者が,最善と証明された治療を受けなかった結果として重篤または回復不能な損害の付加的リスクを被ることがないと予想される場合.この選択肢の乱用を避けるため徹底した配慮がなされなければならない.

i 研究終了後条項

インフォームド・コンセントの際には,研究終了後の研究参加者に対して情報を開示し

なければならない.以下,訳文の全文である.

- 臨床試験の前に,スポンサー,研究者および主催国政府は,試験の中で有益であると証明された治療を未だ必要とするあらゆる研究参加者のために試験終了後のアクセスに関する条項を策定すべきである.また,この情報はインフォームド・コンセントの手続きの間に研究参加者に開示されなければならない.

j 研究登録と結果の刊行および普及

研究結果は,公表の義務を有している.以下,訳文の一部抜粋である.

- 研究者は,人間を対象とする研究の結果を一般的に公表する義務を有し報告書の完全性と正確性に説明責任を負う.(中略)資金源,組織との関わりおよび利益相反が,刊行物の中には明示されなければならない.この宣言の原則に反する研究報告は,刊行のために受理されるべきではない.

k 臨床における未実証の治療

いまだ治療法が未実証のものに対する倫理上の特別な配慮として,専門家の助言を得たうえでの実施が可能とされている.以下,訳文の一部抜粋である.

- 個々の患者の処置において証明された治療が存在しないかまたはその他の既知の治療が有効でなかった場合,患者または法的代理人からのインフォームド・コンセントがあり,専門家の助言を求めたうえ,医師の判断において,その治療で生命を救う,健康を回復するまたは苦痛を緩和する望みがあるのであれば,証明されていない治療を実施することができる.

*

以上は,翻訳版の一部を要約したものであ

る. 詳細については, 日本医師会のホームページ[1] において日本語訳された全文が紹介されているので, 参考にしてほしい.

2　看護における研究倫理の始まり

　看護界では当初, ヘルシンキ宣言とニュルンベルク綱領を研究倫理の原則として順守してきた. しかし, 今日の高度な医療の進歩に伴って, 新たな課題が山積するなかで, 看護研究を実施していくうえでの, 独自の研究倫理原則が必要となった.

　まず日本看護協会は「看護倫理検討委員会」を組織し, 2003 (平成 15) 年に「看護研究における倫理指針」を提案した. 作成にあたっては, 日本看護協会「看護者の倫理綱領」(2003 年), 国際看護師協会 (International Council of Nurses : ICN)「看護師の倫理綱領」(2000 年)[2], ICN「看護研究のための倫理指針」(1996 年)[3], および厚生労働省「臨床研究に関する倫理指針」(2003 年)[4] などを基本とし, これらと矛盾しないものとした.

　日本看護協会が提言した看護研究における倫理指針の第 1 章では, その目的を以下のように著している.

　「本指針は, 看護者が専門職としての社会的責任において, 看護研究を行う際, あるいは研究に関与する際の倫理的配慮についての基本的な考え方を示すものであり, 以下の 3 点を目的としている.

1) 看護ケアの提供者である看護者が, 看護ケアの受け手を対象として行う研究の倫理的指針となる.
2) 看護ケアの対象者が研究の対象となる際に, ケア対象者の権利を擁護する指針となる.
3) 医療機関等の組織が, 研究の倫理的な側面について審査を行う際に活用できる指針と

なる. 」

*

　厚生労働省における研究倫理に関する指針では, 2022 年時点において, 「厚生労働科学研究に関する指針」および「医学研究に関する指針一覧」として, 厚生労働科学研究を実施する際の詳細が記述されている. 特に「人を対象とする生命科学・医学系研究に関する倫理指針」(2022 年 3 月一部改正)[5] は, 看護研究を実施するうえで重要な指針である. これらの内容の詳細は, インターネット上で公開されているのでご覧いただきたい.

　このような動きのほかに, 日本の看護系学会においても, 各学会の特色に合わせた独自の研究倫理原則や指針を検討する動きが始まった. 看護系学会のなかでは歴史的にも古く, 学術団体の 1 つである日本看護科学学会においては, 「研究倫理審査委員会」を設置し, 2009 (平成 21) 年に研究倫理規程を策定し, 会員への研究倫理に対する周知と推進を図っている. その第 1 条において, 研究倫理審査を実施していくことの目的を, 「学会員による人を対象とした看護研究が, 『人を対象とする医学系研究に関する倫理指針 (文部科学省・厚生労働省)』ならびに『看護研究における倫理指針 (日本看護協会)』を考慮しながら倫理的配慮のもとに行われるかどうかを審査すること」としている[6].

　また, 日本看護研究学会では, 研究倫理の必要性について検討を始め, 2014 (平成 26) 年に**表 1** のような研究倫理のための原則を提言し, 当該学術誌およびホームページ[7] 上で公開し, 会員に周知した. そして同時に, 同学会は研究倫理審査委員会をもたない組織に属している会員に対して, 学術集会中に交流集会や相談窓口を設けるとともに, 研究支援の方法を数年かけて検討し, 実施してきた.

表1　日本看護研究学会における研究倫理基本原則

日本看護研究学会では研究を計画するに当たり，研究者が遵守する研究倫理の基本原則を掲げる.

1. 対象者に対する公平性と権利の保障
　対象に害を及ぼす可能性に配慮する. 例えば，調査研究の参加者として学生やクライアントを募集する場合，参加は任意であることを明確にし，研究参加への公平な選択肢を与える. すなわち，学生と指導者との関係にある場合，強制力が働く危険性について十分な配慮を行うと同時に，個人またはグループの権利を保障する.

2. 確かなインフォームド・コンセントと手続き
　インフォームド・コンセントは，研究協力に対する説明・理解・納得・同意を満たすように配慮する. 個人の自発的参加によって予想されるリスクと利点に関する知識を十分に理解した上で研究の参加を求める. 対象者には，研究の目的，期待される効果，協力内容等について十分に説明し，潜在的なリスク，不快感や副作用，予見可能なリスクをも説明する. さらに，同意した後でも研究参加への撤回・拒否が可能であり，そうしても何ら不利益をこうむらないことを保証する.

3. 機密性の保持と個人の尊厳・プライバシーへの保障
　機密性の保持と個々人のプライバシーを擁護することは，すべての研究の営みについて重要である. 対象が，不快に感じる場合には，直ぐに中止できるように，研究のための説明文や調査紙等の表紙に明示する. また，データが，どのように使われるかに関する情報を提示（写真，オーディオおよびビデオの録音など・・・）する. またその際の機密性の限界についても説明し，理解を得る. さらに，その同意を確保する.

4. 研究計画に応じた様々な研究倫理原則の活用
　実施する研究計画に関して，様々な学問分野で検討されている研究倫理上の基準を十分に認識しながら，それらに抵触しないように配慮する. これこそが，研究者の倫理的ジレンマを回避し，解決することができる最善の方法である.

5. 関係した著者名の明示と知的財産を話し合う
　研究計画の設計，実施，分析や解釈に実質的に寄与した者のみが，著者となる. 研究者名をどのような順序で明記するかについて，協力関係の開始時にあらかじめ協議する.

日本看護研究学会：研究倫理原則より引用

ステップ 1　ステップ 2　ステップ 3　ステップ 4

　それらの実績により，研究倫理審査を希望する会員に対して，審査を代行する事業を始めている. そのための様式として，「日本看護研究学会研究倫理審査申請書」[8]が開示されているので，詳細はホームページを参考にしていただきたい.

■□□ 研究倫理審査委員会の組織化

　研究倫理審査の目的は，研究対象者の人権とプライバシーの保護である. 研究者は，成果を期待することを重視し，倫理上の配慮を怠ってしまう場合がある. そのため，研究活動を事業として実施する機関においては，独立した委員会（研究倫理審査委員会）を組織し，当該組織内で実施される研究に対して，客観的な立場で研究倫理審査を行うことが責務となっている.

　図1は，研究倫理審査委員会の審査の流れを図式化したものである. 研究倫理審査委員会は，通常7～10名程度の委員より構成され，審査に必要な書類（研究計画書，依頼書，同意書，同意撤回書，利益相反に関する書類など）を申請者から提出してもらい，研究内容に倫理上の問題がないかどうかを判断する.

　研究倫理審査委員会のメンバー構成は，当該機関の職員以外に，より客観的な立場で判断するために，機関外の有識者にも参加してもらうことが一般的である.

　研究倫理審査委員会を組織する場合には，当該施設ごとに「研究倫理審査委員会規程」が策定される. このような規程を，施設の特

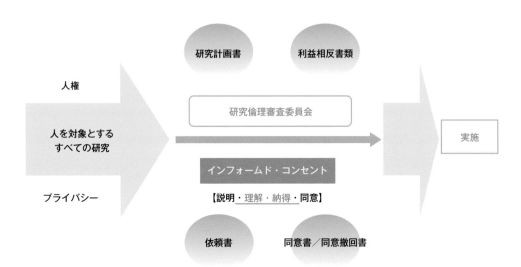

図1　研究倫理審査の流れ

研究倫理審査のために提出される書類は，「研究計画書」「依頼書」「同意書」「同意撤回書」「利益相反書類」などが挙げられる．これらの提出書類の内容について，研究倫理審査委員会は，当該研究が対象の人権とプライバシー保護の観点から，十分なインフォームド・コンセントに基づいているかどうかについて判断し，当該研究の実施を承認することになる．看護研究の対象は，人であることが多いため，必ず研究倫理上の判断を，組織化された第三者機関を通じて審査できる体制を準備することが必要となる．

表2　研究倫理審査のチェックリスト

■全般的なチェック項目
- □人権の配慮がなされているか．
- □個人の尊厳および自由意思の尊重について配慮されているか．
- □個人のプライバシーは守られているか．
- □対象者に研究内容がわかりやすく適切に伝えられているか．
- □安全に対する配慮がなされているか．
- □依頼書が準備され，必要な内容を満たしているか．
- □インフォームド・コンセントに基づく同意書が準備され，適切な内容を満たしているか．

■研究計画書に記載されるべき「倫理的配慮」について
- □研究対象者の明示について
- □研究対象者の研究協力による利益について
- □協力によって生じる研究対象者への影響について
- □研究対象者に合併症や副作用などが生じた場合の対応や措置について
- □研究対象者が協力を拒否できることを守る措置について
- □データ収集や処理方法等におけるプライバシー保護のための措置について
- □研究成果の公開方法について
- □研究開始および終了予定の年月日について

■「依頼書」の記述について
- □研究の内容や手順がわかりやすく記載されているか．
- □研究協力に伴う不利益，不自由，リスクが記載されているか．
- □自由に辞退や撤回ができて，不利益にならないことが記載されているか．
- □研究協力者への利益や社会への還元などが記載されているか．
- □予想される身体的・精神的負担と，それが生じた場合の対処について記載されているか．
- □研究協力にかかわる質問には必ず回答することが記載されているか．
- □研究成果の発表方法とプライバシーを守る手だてについて記載されているか．
- □研究担当者および責任者の連絡先が記載されているか（学生の個人連絡先は記載しない）．

■「同意書」の記述について
- □研究タイトルが明示されているか．
- □同意した日が明示されているか．
- □同意した対象者の署名欄（自書署名か捺印．代理人の署名欄を含む）が設けられているか．
- □説明者の署名欄が設けられているか．
- □対象者と研究者の2つの同意書が準備されているか．

性や研究分野の種類（例：疫学研究，介入研究，観察研究，ヒトゲノムに関する研究など）に応じて準備するとともに，第三者委員会によって研究実施における倫理上の保証を得ることは，現在の学術研究会や学会では必須事項となっている.

研究倫理における審査内容

研究倫理審査におけるチェックリストを**表2**に示す.ここでは,「全般的なチェック項目」の7項目について説明する.

1つ目は，研究対象となる人たちの「人権への配慮がなされているか」である．人権を阻害するような協力内容であるならば，当該研究を中止するか，あるいは研究計画に戻って再検討すべきである.

2つ目は，研究過程で「個人の尊厳および自由意思の尊重について配慮されているか」である．いつでも対象者が協力を辞退しやすい環境を整えておくべきことが重要だからである．特に医療者と患者の関係では，対象者に協力への強制力がはたらきやすいので，この点について十分に配慮する必要がある.

3つ目は「個人のプライバシーは守られているか」である．研究協力によって得られた個人情報が漏洩するような状況は絶対に避けるべきである.

4つ目は「対象者に研究内容がわかりやすく適切に伝えられているか」である．内容が理解・納得されていない場合には，協力の同意が成立していないこととなる.

5つ目は，「安全に対する配慮が十分になされているか」である．少しでもリスクがある場合には，事前に対象者に伝えておき，もし不測の事態が生じた場合の対応などについ

て同意を得ておくべきである.

6つ目は「依頼書が準備され，必要な内容を満たしているか」である．対象者から同意を得る場合には，対象者が協力内容を理解していることが重要である.

7つ目は「インフォームド・コンセントに基づく同意書が準備され，適切な内容を満たしているか」である．**図1**でも示したように，インフォームド・コンセントとは，単に説明と同意のみではなく，協力事項に対する理解と納得が重要である.

*

以上のように，研究実施にあたっては，研究倫理に対するチェックを十分に確認したうえで，協力を依頼することが必須となる．**表2**は全般的なチェック項目に，注意すべき細部の具体的チェック項目も加えたものである．研究倫理審査申請の際の最終確認に役立ててほしい.

研究倫理審査申請に必要な書類

研究倫理審査には，研究内容とそれに対する倫理上の事項について把握できる書類が必要である．各組織の研究倫理審査委員会には，特定の書式が準備されているが，必要な書類は大きく分けると，「研究倫理審査申請書」「研究計画書」「依頼書」「同意書」「同意撤回書」「利益相反書類」が挙げられる（参考として，日本看護研究学会のホームページ[9]をご覧いただきたい）.

1 研究倫理審査申請書

「研究倫理審査申請書（表紙）」には，①研究者名，②研究テーマ，③倫理的配慮のため

の方法，④研究成果の公開方法，そして⑤研究開始・終了予定年月日など，研究倫理審査申請書類の内容の要点が簡潔にまとめられ，全体の概要を把握できる書式になっているのが一般的である．

①**研究者名**：研究倫理審査申請をする者を筆頭に，研究代表者と共同研究メンバー全員の名前と所属が記される．研究倫理審査委員会においてヒアリングが行われる場合には，申請者がそれに応じることになる．

②**研究テーマ**：研究のテーマを記す．

③**倫理的配慮のための方法**：どのような人に研究協力を求めるのか，そしてどのように依頼するのか，などの概略を記入することが一般的である．また研究対象者が研究協力によって，個人および社会の役に立つかなど，協力によって何らかの意義があることを明示することが重要である．また一方では，研究の協力によって生じるマイナス面の影響も想定し，協力によって生じる身体的・精神的な負担について，可能な限り明らかにし，万が一身体的・精神的な症状が現れた場合に，どのような対処を準備しているかを明確にしておくことも重要である．

　研究協力にあたっては，強制力を排除し，自由意思を尊重し，人権やプライバシーの保護に対して，どのような方法で努めるかを記すことも重要である．

④**研究成果の公開方法**：分析されたデータがどのような方法・場で公開予定にしているかを記載する必要がある．協力者には，このような開示の場や方法についても具体化し，承諾を得ることが必要である．

⑤**研究開始・終了予定年月日**：研究活動がどのようなスケジュールで進められ，結果の公表も含めて，いつの時点ですべての作業が終わる予定かについて，知らせておく必要

がある．

2　研究計画書

研究倫理審査用の「研究計画書」は，特に対象の倫理的な配慮を重点的に記し，かつインフォームド・コンセントのための提示用資料としても使用できるように，読みやすくわかりやすい形で整理することが重要である．研究倫理審査用の研究計画書では，大きく3つの事項を記載する．

①**研究の目的**：研究の必要性や重要性をわかりやすく記載することで，研究協力者から十分な理解が得られ，インフォームド・コンセントのための重要な判断材料となる．

②**研究方法**：研究実施の過程を具体的にわかりやすく記載する．特に研究倫理にかかわる計画部分では，個人情報に関連する調査・実験内容の提示と研究対象者の選択方法や，依頼の仕方，およびそこから得られたデータの収集方法やその後の扱いなどについて，正確に記入することが重要である．

③**研究対象者への倫理上の配慮**：当該研究を実施するうえで配慮すべき倫理上の課題を明確にして，研究対象者に対する依頼方法と同意内容について記載する．

3　依頼書

研究協力者に対し，インフォームド・コンセントを前提とした同意を得るための重要な手続きである．依頼書は，一般的には文頭の挨拶から始まり，依頼内容と倫理上の配慮について，読みやすく作成することが肝要である．依頼書に含まれる内容については，**表2**に示したような8項目が満たされているかどうかを慎重に判断することが求められる．書

面の最後には，研究者の名前と連絡先は必ず記載する．

4　同意書

　依頼書の内容を十分に理解したうえで，研究協力に同意する旨を表明する文書である．これは，研究協力者と研究者が，お互いに同意書を交わすことで，依頼書の内容を守ることを前提に，研究を実施していくことを約束する手続きである．そのため，同じ文書を2通用意し，お互いに保存しておくことが一般的である．

　同意書に必要な内容は，依頼書に従って十分に説明を受け，同意した旨の文書を記したものと，同意した年月日，およびお互い（研究協力者と研究者）の署名が必要である．研究協力者が，依頼事項について，自らの判断が不可能とされる場合には，保護者の署名もあわせた同意が必要となる．

　日本ではなお，研究協力の際におけるこのような同意書の取り交わしが一般的ではないので，こうした契約が大げさに受け止められ，研究協力に対する恐怖心を生じてしまうことがある．しかし，研究者は，インフォームド・コンセントの必要性を協力者たちに十分に説明したうえで，このような手続きにも同意してもらう努力が重要である．

　また，いつでも研究協力に対して撤回できる権利も保証するために，「同意撤回書」を準備しておくことも重要である．**資料1，2**（p.194）に申請書類の例を示しておくので，参考にしていただきたい．

5　利益相反書類

　当該研究において経済的な利害関係が生じ

る可能性がある場合において，該当事項がある場合には審査される．利益相反とは，経済的な利益関係の形成に必要とされる「公正」かつ「適正」な判断が損なわれるのではないかとの懸念が生じる事態のことである．

　研究を実施していく場合においても，利益相反は程度の差こそあれ必ず存在する．利益相反があること事態が問題なのではなく，それにより研究の倫理性および科学性が揺るがないことが大切である．

　そのためには，利益相反に関しても個人で管理するのではなく，第三者が研究の倫理性および科学性を審査し担保する体制づくりが必要となる．詳しくは厚生労働省[10]および文部科学省[11]のホームページにおいて解説されているので，これらの事項を参考にして，研究の内容に応じた審査が求められる．

研究者の倫理

　研究対象者への倫理的配慮はもちろん，研究倫理においては，研究成果の公表にあたっての研究者自身の倫理も重要である．特に注意すべき事項として4点が挙げられる．

①引用文献の不明記： 研究において最も重要な部分は，そのオリジナリティである．他人のオリジナリティを借用し，自分のもののように公表してしまうことは，決して許されることではない．自身の研究のオリジナリティを主張するうえでも，引用部分は明確にすべきである．

　また，引用文献の記載は，引用された研究者の評価にもつながる．そのため，名前や論文名，雑誌名，公表年月日など，正確な記載が必要である．

②重複投稿や分断投稿の禁止： これは同じ論

文を異なる学会に発表したり投稿する，あるいは同じデータから得られた結果を少し変えて，何度も発表したり投稿したりすることである．

　業績づくりのためのこのような営みは，研究者の倫理観が疑われるばかりでなく，公表された研究結果自体の信頼性も失われることになる．論文のデータベース化が進むなかで，明らかにこのような行為が行われたと認められた場合には，その後の学術活動ができなくなることさえありうることを，認識すべきである．

③**業績づくりのための不当な共著者の連名：**共著者とは本来，共同研究メンバーであり，当該研究実施の過程全般にわたって共同で進めてきた研究者であり，その研究に質問が出された場合には，十分に責任をもって答えられるような人であるべきである．

　ICNで1997（平成9）年に策定された研究倫理のためのガイドラインのなかでも，研究者の倫理について触れており，儀礼的に共著者を連ねることを固く禁じている．

④**論文のねつ造：**学術界の業績主義と，社会的な評価を急ぐあまりの研究結果の改ざん・ねつ造は，決して行ってはならない行為である．研究者の倫理観の欠如によって，社会的な話題となる事例は，毎年のように起こっており，事実の発覚によって大きな社会的な制裁を受けることになる．

　近年，研究者の倫理問題がクローズアップされており，文部科学省は，2007（平成19）年に，研究機関に対して公的研究費の管理・監査のガイドライン（実施基準）を出している[12]．また，日本学術会議では，2013（平成25）年に「科学者の行動規範－改訂版－」[13]声明を出して，研究者の倫理に関して注意喚起を行っている．

参考ホームページ

1) WORLD MEDICAL ASSOCIATION：ヘルシンキ宣言 人間を対象とする医学研究の倫理的原則（日本医師会訳），2013.
https://www.med.or.jp/dl-med/wma/helsinki2013j.pdf

2) 国際看護師協会：ICN看護師の倫理綱領（2021年版）.
https://www.nurse.or.jp/home/publication/pdf/rinri/icncodejapanese.pdf?ver=2022

3) 国際看護師協会：看護研究のための倫理指針（日本看護協会訳）.
https://www.nurse.or.jp/nursing/international/icn/document/pdf/guiding.pdf

4) 厚生労働省：臨床研究に関する倫理指針，平成15年7月30日（平成20年7月31日全部改正）.
https://www.mhlw.go.jp/general/seido/kousei/i-kenkyu/rinsyo/dl/shishin.pdf

5) 文部科学省，厚生労働省ほか：人を対象とする生命科学・医学系研究に関する倫理指針，令和3年3月23日（令和4年3月10日一部改正）.
https://www.mhlw.go.jp/content/000909926.pdf

6) 日本看護科学学会：研究倫理審査委員会規程，平成21年度2月22日（平成29年9月10日改正）.
https://www.jans.or.jp/uploads/files/about/rinri_shinsa.pdf

7) 日本看護研究学会：研究倫理原則.
https://www.jsnr.or.jp/outline/ethics/ethical_principle.pdf

8) 日本看護研究学会：研究倫理審査申請書.
https://www.jsnr.or.jp/outline/ethics/ethics-form_1.doc

9) 日本看護研究学会：研究倫理審査.
https://www.jsnr.or.jp/outline/ethics/post-2.html

10) 厚生労働省：研究に関する指針について.
https://www.mhlw.go.jp/stf/seisakunitsuite/bunya/hokabunya/kenkyujigyou/i-kenkyu/index.html

11) 文部科学省 科学技術・学術審議会 技術・研究基盤部会：利益相反ワーキング・グループ報告書.
https://www.mext.go.jp/b_menu/shingi/gijyutu/gijyutu8/toushin/021102.htm#_Toc23855285

12) 文部科学省：研究機関における公的研究費の管理・監査のガイドライン（実施基準），平成19年2月15日（令和3年2月1日改正）.
https://www.mext.go.jp/content/210201-mxt_sinkou02-1343904_21_1.pdf

13) 日本学術会議：声明　科学者の行動規範－改訂版－，平成25年1月25日.
https://www.scj.go.jp/ja/info/kohyo/pdf/kohyo-22-s168-1.pdf

URLは2022年11月16日検索

引用・参考文献

1) 川口孝泰：看護研究ガイドマップ. 医学書院，2002.

2) 南裕子・野嶋佐由美編：看護における研究，第2版. 日本看護協会出版会，2017.

3) 石井トク，川口孝泰，近田敬子ほか：研究倫理委員会2011年度活動報告. 日本看護研究学会雑誌35（4）：109～112，2012.

4) 川口孝泰：アクセプトされる論文を書くために；研究の質を高めるコツと工夫，申請書の書き方・投稿論文のまとめ方. 看護研究42（2）：111～127，2009.

ステップ
1

ステップ
2

ステップ
3

ステップ
4

| Step 4-1 学習の振り返り | ■ 医学研究（含む：疫学・看護学・薬学など）を行う際の倫理的原則としてどのようなものがあるか，説明してみよう．

■ 研究倫理審査を申請する際に必要とされる書類について説明してみよう．

■ 研究成果を公表する際に注意しなければならない事項について説明してみよう． |

資料2：同意撤回書の例

同意撤回書

○○大学長　殿

私は「（研究課題名）」への参加に同意し、同意書に署名しましたが、その同意を撤回いたします。

令和　年　月　日

氏名（自署又は記名押印）＿＿＿＿＿＿＿

「（研究課題名）」への参加の同意撤回を確認いたしました。

令和　年　月　日

確認者

所属＿＿＿＿＿＿＿

氏名（自署）＿＿＿＿＿＿＿

資料1：同意書の例

同意書

○○大学長　殿

私は「XXXXXXXに関する実験的研究」の研究について、その目的、方法、成果について十分な説明を受けました。また、本研究への協力をしなくても何ら不利益を受けないことも確認したうえで、協力者になることに同意します。
ただし、この同意は、あくまでも私および参加児童自身の自由意思によるものであり、不利益を受けず随時撤回できるものであることを確認します。

令和　年　月　日

保護者氏名　　　　　（自署）＿＿＿＿＿＿＿

（児童との続柄）＿＿＿＿＿＿＿

児童の氏名＿＿＿＿＿＿＿

「XXXXXXXに関する実験的研究」の研究について、書面及び口頭により
令和　年　月　日に説明を行い、上記のとおり同意を得ました。

説明者　所属＿＿＿＿＿＿＿

氏名　　　　　（自署又は記名押印）＿＿＿＿＿＿＿

［注記］
- 研究参加者が児童や知的障害等のある人の場合、ルビを付けるなど平易な表記にする。
- 保護者などの代諾者の場合には続柄など本人との関係を明示する。
- 基本的には自署、ただし印字と印でも可。

看護師国家試験過去問題（解答・解説）

問題

■ 保健師助産師看護師法で規定されている看護師の義務はどれか． （109回・午後5）
1. 研究をする．
2. 看護記録を保存する．
3. 看護師自身の健康の保持増進を図る．
4. 業務上知り得た人の秘密を漏らさない．

解説

　保健師助産師看護師法によって看護師に義務づけられているのは，業務上知り得た人の秘密を漏らさないことである．看護研究の実践と，看護師自身の健康の保持増進については，日本看護協会による看護職の倫理綱領に「看護職は，より質の高い看護を行うために，自らの職務に関する行動基準を設定し，それに基づき行動する」「看護職は，より質の高い看護を行うために，看護職自身のウェルビーイングの向上に努める」と明記されている．看護記録の保存は，医療法に2年間の保存が義務づけられている．

正答　4

問題

■ 判断能力のある成人患者へのインフォームド・コンセントにおける看護師の対応で適切なのはどれか．
（109回・午後38）
1. 患者の疑問には専門用語を用いて回答する．
2. 今後の治療に関しては医療者に任せるように話す．
3. 治療方針への同意は撤回できないことを説明する．
4. 納得ができるまで医師からの説明が受けられることを伝える．

解説

　判断能力のある成人患者へのインフォームド・コンセントでは，患者が十分に理解し，納得して治療を選択できるように支援する必要がある．看護師の対応として適切なのは，納得できるまで医師からの説明が受けられることを伝えることである．患者の疑問には，専門用語を用いずに，患者が理解しやすい表現で回答する．患者には，今後の治療に関して選択する権利がある．すでに表明した治療方針への同意は，撤回することができることも説明する必要がある．

正答　4

問題

■ 看護師が行う患者のアドボカシーで最も適切なのはどれか． （108回・午後4）
1. 多職種と情報を共有する．
2. 患者の意見を代弁する．
3. 患者に害を与えない．
4. 医師に指示を聞く．

解説

　アドボカシー自体は権利擁護という意味であるが，看護師が行う患者のアドボカシーといった場合には，患者の意見を代弁することを意味する．多職種と情報を共有することはチーム医療を行うためには不可欠である．患者に害を与えない無危害も権利擁護の原則である．医師に指示を聞くのは，専門家に対して行うコンサルテーションである．

正答　2

問題
■ 患者の選択権の行使を最も促進するのはどれか. (111回・午前5)
1. 父権主義
2. 医師の裁量権
3. コンプライアンス
4. インフォームド・コンセント

解説
　患者の選択権の行使を最も促すのは, 患者が十分に理解し, 納得して治療を選択できるように支援するインフォームド・コンセントである. 父権主義はパターナリズムともよばれ, 医療においては患者の最善の利益のためにおもに医師が患者に代わって意思決定を行うことを指す. 医師の裁量権とは, 医師が自分の考え方によって患者の治療方針などを選択する権利をいう. 医療におけるコンプライアンスは, 患者が医療従事者の指示に従うこととされる. 医師の裁量権と医療におけるコンプライアンスは, パターナリズムに基づいており, 患者の選択権は尊重されない.

正答　4

問題
■ ヘルシンキ宣言で提唱されたのはどれか. (102回・午前4)
1. リビングウィル
2. ヘルスプロモーション
3. ノーマライゼーション
4. インフォームド・コンセント

解説
　ヘルシンキ宣言は, 1964 (昭和39) 年6月にヘルシンキで開催された第18回世界医学界総会 (WMA) で採択された, 人を対象とする医学研究を実施する際の倫理的原則である. 被験者の人権の尊重, 医学研究の原則, インフォームド・コンセント, 実験計画書の作成, 倫理委員会の存在などが定められている.
　リビングウィルはリスボン宣言で認められた患者の自己決定権に基づく, 尊厳死の宣言書である. ノーマライゼーションはバンク-ミケルセンが提唱して1971 (昭和46) 年に国連で採択された「知的障害者の権利宣言」のなかの理念である. ヘルスプロモーションは世界保健機関 (WHO) がオタワ憲章において提唱した.

正答　4

問題
■ 患者の権利について適切なのはどれか. (110回・午後4)
1. 患者は入院中に無断で外泊できる.
2. 患者は治療後に治療費の金額を決定できる.
3. 患者はセカンドオピニオンを受けることができる.
4. 患者は自分と同じ疾患の患者の連絡先を入手できる.

解説
　医療を受ける患者は, 人格が尊重されるとともに, 自らの意思と選択のもとに最善の医療を受けることができる権利があり, セカンドオピニオンを受けることができる. 入院中の外泊は許可を得る必要がある. 入院患者の外出・外泊期間中の安全と健康管理を保障するために, 各医療施設では, 外出・外泊の許可基準および外出・外泊の把握と入所者に起こり得るアクシデント発生時の対応などが規定されている. 治療費は保険診療と自由診療で異なるが, 処置や手技によって金額が決まっている. 他の患者の連絡先など本人の許可がない限り個人情報は入手できない.

正答　3

問題

■ 現在の日本の終末期医療において，患者の将来の自己決定能力の低下に備えて，患者・家族と医療者が今後の治療・療養についての気がかりや価値観を定期的に話し合って共有し，患者の意向に沿った医療を提供することが望ましいとされている．

この内容を示すのはどれか． (110回・午後43)

1. グリーフケア
2. 代理意思決定の支援
3. アドバンス・ケア・プランニング
4. アドバンスディレクティブ〈事前指示〉の支援

解説

患者の将来の意思決定能力の低下に備えて，今後の治療・ケア・療養に関する意向，代理意思決定者などについて患者・家族と医療者があらかじめ話し合って最善の医療を提供しようとするのは，アドバンス・ケア・プランニングである．グリーフケアは，大切な家族の死に直面して深い悲しみにある家族に寄り添う心の回復支援である．家族等が患者に代わって意思決定する代理意思決定の支援には，家族に対してインフォームド・コンセント（説明同意）を実施する．アドバンス・ディレクティブ（事前指示）は，将来判断能力を失った際に自分自身に行われる医療行為に対する意向および代理人を前もって示すことである．

正答 **3**

問題

■ 成年後見制度で正しいのはどれか． (110回・午後69)

1. 任意後見人は裁判所が決定する．
2. 認知症の診断と同時に成年後見制度が適用される．
3. 日常生活自立支援事業の一部として位置付けられる．
4. 成年後見人は財産管理などの手続きを本人の代理で行う．

解説

成年後見制度は，家庭裁判所が後見人を選定する法定後見制度と，判断能力がまだ十分なうちに任意後見人を本人が決定し，家庭裁判所が監督する任意後見制度がある．知的障害，精神障害，認知症などで，判断能力が不十分な場合に適用される．認知症であっても，診断と同時に適用されるわけではない．日常生活自立支援事業は社会福祉協議会が行う権利擁護事業であるが，対象は高齢者，認知症，知的障害者，精神障害者で，判断能力が十分でないが，契約の意思があり，支援内容が理解できる者が対象となる．成年後見制度は，財産管理などの法律行為の手続きを本人の代理で行う．

正答 **4**

問題

■ Aさん（48歳，男性）は，仕事中に生じた胸部と右肩の違和感を主訴に来院した．バイタルサインは安定しているが，スタンフォード分類B型の急性大動脈解離（acute aortic dissection）と診断され，医師から手術を勧められた．

治療の選択で迷っている様子のAさんへの対応で適切なのはどれか． (108回・午後41)

1. 「医師からの治療のリスクや合併症の説明で，不明な点はありますか」
2. 「手術を受けるか受けないか，すぐに決めたほうがよいです」
3. 「医師の判断に任せるのが一番よいと思います」
4. 「緊急度が高いので，話はあとにしましょう」

解説

大動脈解離のスタンフォード分類B型は，上行大動脈は解離せず，下行大動脈の解離が生じているものである．A型は発症して48時間以内に破裂を起こしやすく，緊急手術が必要になる．B型はA型にくらべてすぐには破裂しないことが多いため緊急度は低い．Aさんは手術を勧められている．治療の選択で迷っている様子であるため，説明されたことで不明な点や疑問があるかどうかを聞くことが適している．選択は本人が十分に考えてから決定してもらう．緊急度が高い場合でも患者の気持ちに対しての配慮は必要である．

正答 **1**

■ 問題

■ 理解力に問題のない入院中の成人患者を対象にした看護研究を行うこととした.
倫理的配慮で適切なのはどれか. **2つ選べ.** (101回・午前84)
1. 研究参加の同意は後で撤回できることを患者に説明する.
2. 患者が自室に不在の場合, 研究参加の同意は家族から得る.
3. 発表用のデータには患者の実名を記載する.
4. 個人情報が含まれた研究の書類は, 施錠できる場所に保管する.
5. 研究が終了したとき, 研究者の守秘義務は免除される.

◆ 解説

1. ○ 研究参加に関しては自己決定権を尊重し, 研究内容について十分に説明するとともに, いつでも研究協力に対して撤回できる権利があることも説明する.
2. × 研究参加への同意は, 理解力に問題のない人の場合, 本人の意思を確認する必要がある.
3. × 研究の全過程において, プライバシー保護の観点から研究の対象となった人が特定できないように情報の扱いは十分に配慮する. 発表用のデータにおいても, 患者の実名やイニシャルは使用しない.
4. ○ 個人情報保護のため, 研究書類は施錠できる場所に厳重に保管する.
5. × 研究が終了しても, 守秘義務が免除されることはない. 研究に参加したことで参加者に不利益が生じないよう, 研究者として研究の過程で得た個人情報の守秘義務は生涯継続される.

正答 **1, 4**

■ 問題

■ 診療情報の取り扱いで適切なのはどれか. (108回・午後70)
1. 診療情報の開示請求は患者本人に限られる.
2. 医療者は患者が情報提供を受けることを拒んでも説明する.
3. 2類感染症の届出は患者本人の同意を得なければならない.
4. 他院へのセカンドオピニオンを希望する患者に診療情報を提供する.

◆ 解説

　診療情報の開示請求ができるのは, 原則として患者本人であるが, 法定代理人や代理権が付与されている者なども開示請求できる. 患者が死亡した場合には, 遺族及び法廷後見人が開示請求できる. 患者には同意権も拒否権もあるため, 情報提供を拒否できる. 感染症法に関する届け出は, 医師の義務であり, 患者の同意は必要ない. ただし, 5類感染症のHIV感染症に関しては, 発生届の提出後にエイズ発症がみられた際に届け出る場合は, 患者への説明と同意が必要である.

正答 **4**

■ 問題

■ 良質の医療を受ける権利を宣言しているのはどれか. (107回・午前32)
1. リスボン宣言
2. ヘルシンキ宣言
3. ジュネーブ宣言
4. ニュルンベルク綱領

◆ 解説

　患者には良質の医療を受ける権利がある. 患者の権利に関するリスボン宣言には, 良質の医療を受ける権利, 選択の自由の権利, 自己決定の権利などが明記されている. ヘルシンキ宣言は, インフォームド・コンセント, 臨床研究で医師が守るべき倫理規定が明記されている. ジュネーブ宣言は, ヒポクラテスの誓いをもとにした, 医師の倫理に関する宣言で, 人権や人命の尊重, 医師の良心などについて定められている. ニュルンベルク綱領は, ナチスドイツが犯した人体実験や残虐行為の反省からまとめられた, 医学研究における人体実験の倫理指針である.

正答 **1**

問題

■ 倫理原則の「正義」はどれか. (107回・午後5)
1. 約束を守る.
2. 害を回避する.
3. 自己決定を尊重する.
4. 公平な資源の配分を行う.

解説

看護師に求められる倫理原則の正義は，資源の範囲や提供できる治療の限界について判断し，国籍や人種，貧富などにかかわらず，すべての患者に公平な資源の配分を行い，平等に医療を提供することを意味する. 約束を守ることや，医療専門職の義務である守秘義務を守ることは，忠誠である. 害を回避すること，すなわち転倒・転落の防止など，危害を及ぼすことを避けるために十分適切な注意を払うことは無危害である. 患者の自己決定を尊重することは自律尊重である.

正答 **4**

問題

■ ノーマライゼーションに基づくのはどれか. (102回・午後31)
1. 救急搬送体制を整備すること
2. 医療機関にいつでも受診ができること
3. 公共交通機関をバリアフリー化すること
4. 障害者に介護施設への入所を勧めること

解説

ノーマライゼーションとは，「障害者が健常者とともに暮らせる社会づくり」という概念で，障害がない状態と同様の生活が行えることを目指すものである. 公共交通機関のバリアフリー化はノーマライゼーションに基づく.

正答 **3**

問題

■ 高速道路で衝突事故が発生し，20人が受傷した. A病院は，5人の重症患者を受け入れ，あわただしい雰囲気となっている.
医療を安全かつ円滑に行うために，救急外来のリーダー看護師に求められる役割として**誤っている**のはどれか. (107回・午後67)
1. チームで患者情報を共有する.
2. スタッフの役割分担を明確にする.
3. 患者誤認が生じないように注意喚起する.
4. 電話による安否の問い合わせに回答する.

解説

事故発生時に複数の重症患者を受け入れる病院の救急外来では，情報の混乱を避け，効率よく医療ケアを提供する必要がある. リーダー看護師が中心となって，チームで患者の情報を共有し，患者の誤認が生じないように注意喚起する必要がある. トリアージや治療への対応，入院が必要な場合のベッドの確保など病棟との連絡，家族の対応など，スタッフの役割分担を明確にして適切な対処が行えるようにする. 災害時の救急外来であっても，患者情報の守秘義務は守らなければならないため，患者家族には，患者を受け入れているという事実は伝えるが，安否については直接来院して確認するよう伝える.

正答 **4**

問題

■ 入院中の4歳児への倫理的配慮として適切なのはどれか. （101回・午前65）

1. 採血を行う際は「痛くないよ」と励ます.
2. ギプスカットの際は泣かないように伝える.
3. 骨髄穿刺の際は親を同席させないようにする.
4. エックス線撮影をする際は事前に本人に説明する.

解説

1. × 採血は痛みを伴う検査であり,「痛くないよ」と言うことはうそになり, 看護師に対して不信感を抱くことにつながる.
2. × 泣かないようにと制限するのではなく, 動いては危ないことを伝えることが重要である.
3. × 骨髄穿刺にかかわらず, 幼児では家族の付き添いが許可されることが多い. しかし, 検査に同席するかどうかは親の意向も聞き決定する必要がある.
4. ○ 小さな子どもにも自分に行われる医療に対する具体的な説明を受ける権利がある. 子どもの年齢や理解度に合った説明を十分に行う.

正答 4

問題

■ Aちゃん（8歳, 女児）は, 白血病（leukemia）の終末期で入院しているが, 病状は安定している. 両親と姉のBちゃん（10歳）の4人家族である.

Aちゃんの家族へ看護師が伝える内容として適切なのはどれか. （107回・午前78）

1.「Aちゃんは外出できません」
2.「Bちゃんは面会できません」
3.「Aちゃんが食べたい物を食べて良いです」
4.「Aちゃんよりもご家族の意思を優先します」
5.「Aちゃんに終末期であることは伝えないでください」

解説

小児の終末期には, できる限りの制約を解き放ち, 苦痛を最小限にし, 子どもと家族が, いかに気持ちよく最後の時を過ごせるかが重要となる. Aちゃんは白血病であり, 感染のリスクはあるが, 終末期であれば外出してもかまわない. 同胞（兄弟姉妹）の面会は制限せず会わせる. 本人が食べたいものは制限せず食べてよい. 8歳であれば意思の表明は可能である. 残された生活のなかで本人や家族がどうありたいかを十分に聞き取り, 本人の意思が優先されるよう援助すべきである. 小児自身が死を感じとっていることは多く, 不安や身体的苦痛の軽減のためにも, 治療, 処置の必要性を理解してもらうためにも終末期であることを伝える必要がある.

正答 3

問題

■ 看護師に求められるアドボケーターの役割はどれか. （101回・午前5）

1. 指示者
2. 責任者
3. 代弁者
4. 調整者

解説

アドボカシーは,「擁護」や「支持」などの意味をもつ言葉で, 日本では「権利擁護・代弁」と訳される. アドボケーターはそれを行う者を意味している.

正答 3

看護師国家試験出題基準（令和5年版）対照表

必修問題

目標Ⅰ．健康および看護における社会的・倫理的側面について基本的な知識を問う．

大項目	中項目 （出題範囲）	小項目 （キーワード）	本書該当ページ
4．看護における 倫理	A．基本的人権の擁護	個人の尊厳	p.17，189
		患者の権利	p.6，29，33，63，134，155
		自己決定権と患者の意思	p.11，14，31，33，50，53， 127，159，183
		インフォームド・コンセント	p.6，14，31，32，54，121， 182，184
		ノーマライゼーション	p.22
		情報管理（個人情報の保護）	p.19，33，57，174
	B．倫理原則	自律尊重	p.14，19，24，141
		善行	p.14，19，24，107
		公正，正義	p.13，15，17，19，24
		誠実，忠誠	p.17，24，85，107
		無危害	p.15，17，19，139
	C．看護師等の役割	説明責任〈アカウンタビリティ〉	p.178，185
		倫理的配慮	p.184，186，190
		権利擁護〈アドボカシー〉	p.21，134

基礎看護学

目標Ⅰ．看護の概念及び展開について基本的な理解を問う．

大項目	中項目 （出題範囲）	小項目 （キーワード）	本書該当ページ
1．看護の基本と なる概念	D．看護における倫理	基本的人権，世界人権宣言， 個人の尊厳	p.17，48，88，134，189
		倫理原則，職業倫理	p.3，14，17，24，36，149， 183
		患者の権利と擁護	p.31～37
		倫理的葛藤と対応	p.25

老年看護学

目標Ⅰ．加齢に伴う高齢者の生活と健康状態の変化について基本的な理解を問う．

大項目	中項目 （出題範囲）	小項目 （キーワード）	本書該当ページ
4．老年看護の 基本	B．老年看護の倫理	高齢者差別 （スティグマ，エイジズム）	p.95，117
		高齢者虐待	p.113，144
		高齢者の権利擁護 〈アドボカシー〉	p.116
		安全確保と身体拘束	p.45，111，134

数字，欧文

1959 年法 ·························· 22
2 型糖尿病患者 ············ 105
4 分割表 ············· 167, 168
ACP ·················· 53, 101
AID ························· 6
AIH ························· 6
ART ························· 6
BPSD ···················· 116
C・チャールズ··············· 27
CDP ························ 75
CNS ···················· 16, 72
Facebook ················· 175
ICN ·········· 17, 40, 42, 43
　──看護師の倫理綱領
　········17, 43, 174, 175, 186
ICT ······················ 174
LINE ····················· 175
PTSD···················· 97, 98
SNS ············· 57, 174, 175
　──書き込みの注意点
　··························· 176
Twitter ·················· 175
WHO 憲章 ················· 81
WLB ······················ 82
WMA··················· 63, 182

あ行

アドバンス・ディレクティブ
··························· 104
アドボカシー ······ 21, 54, 134
アドボケーター
··················· 21, 121, 160
アドボケート ·············· 21
安楽死 ················· 11, 33
医学研究に関する指針一覧
··························· 186
医原病 ···················· 89
意思決定 ······53, 56, 104, 110
　──支援 ······108, 133, 167
意思決定の共有モデル ···· 27
医師主導型 ················ 26
医師の職業倫理指針 ······ 149
意思の表出困難 ············ 110
意思表示 ················· 104
医師法 ····················· 2

移植医療 ·················· 12
医の倫理綱領 ············· 149
依頼書 ··················· 190
医療安全 ················· 83
医療行為 ················· 14
医療の倫理原則 ······14, 20, 25
医療費適正化 ············· 93
医療法 ······ 2, 34, 35, 54, 91
医療倫理学 ······ 6, 13, 16, 23
医療倫理の 4 原則
··············· 14, 24, 61, 85
インターネット ··········· 174
インフォームド・アセント
··················· 32, 121
インフォームド・コンセント
······ 6, 14, 31, 32, 54, 121,
178, 182, 184
引用文献の記載 ··········· 191
ウェルビーイング ··········· 81
エイジズム ··············· 117
エリザベス・キューブラー＝ロ
ス ······················ 56
エルドマン・パルモア ······117
エンパワーメント ··········· 22
延命 ···················· 32
応用倫理学 ········· 4, 16, 23

か行

介護支援専門員 倫理綱領
··························· 149
介護保険指定基準の身体拘束禁
止規定 ··················· 111
改ざん ··················· 192
快楽主義 ··················· 3
隔離 ········111, 134, 135, 137
家族の意思決定支援 ······· 150
価値観 ··················· 110
葛藤 ················· 102, 106
がん患者 ················· 107
環境権 ···················· 18
環境破壊 ··················· 88
環境倫理学 ·············· 5, 16
環境論 ···················· 89
看護過程 ················· 158
看護教育カリキュラム ······ 40
看護業務の基準化 ······ 75, 76
看護記録 ··············· 36, 65

看護計画 ················· 158
看護研究 ·············78, 182
　──における倫理指針
　··························· 186
　──のための倫理指針
　··························· 186
看護師等の人材確保の促進に関
する法律 ················· 67
看護師の免許 ··············· 16
看護師の倫理規定 ··········· 42
看護職員実態調査 ··········· 82
看護職の行動基準 ··········· 74
看護職の倫理綱領
········3, 42, 45, 49, 51, 56,
149, 162
看護の専門性 ··············· 71
看護理論 ··················· 78
看護倫理学 ················· 16
看護倫理の 6 原則 ········· 24
看護倫理の国際規律 ······· 40
患者教育 ················· 105
患者情報の取り扱い ······· 178
患者の意思
··········11, 14, 31, 33, 159
　──決定 ················· 108
患者の隔離 ················· 46
患者の権利
··········· 6, 29, 33, 134,
135, 155
　──と擁護 ················· 31
感染症の予防及び感染症の患者
に対する医療に関する法律
··························· 35
帰結主義倫理学 ··············· 3
規範 ······················· 2
　──モデル ············· 163
規範倫理学 ··················· 3
基本的人権 ······17, 19, 21, 134
　──の尊重 ············· 18, 48
義務倫理学 ··················· 3
虐待 ················· 113, 144
キャリア・ディベロップメント・
プログラム ················· 75
キャリア開発 ··············· 75
キャリア開発ラダー ········· 75
急性ストレス障害 ··········· 98
教育入院 ················· 106

＊太字は看護師国家試験出題基準を示す.

共著者 ……………………… 192
勤務形態 ………………… 109
ケア ……………………… 20
ケアリング …………20, 162
継続学習 ………………… 70
刑法 ………… 35, 44, 57
研究計画書 ……………… 184
研究報告書 ……………… 190
研究倫理 ………………… 186
　――審査 ……………… 187
　――審査委員会
　　　　 78, 86, 184, 187
　――審査申請書 ……… 189
原則主義 ………………… 19
顕微授精 …………………… 7
権利擁護 …………21, 183
　――者 ………………… 21
後見人 …………………… 114
公正 ……………… 13, 15
厚生労働科学研究に関する指針
　……………………… 186
行動規範 …………………… 3
行動制限 ………… 134, 135
幸福主義 …………………… 3
公平 ……………………… 12
功利主義 …………………… 3
　――倫理学 ……………… 3
高齢者虐待 …………… 144
高齢者差別 …………… 117
高齢者の権利擁護 ……… 116
高齢者の養護者に対する支援等
に関する法律（高齢者虐待防止
法）……………… 113, 144
国際看護師協会
　……………… 17, 40, 42, 43
国際障害者年 …………… 22
告知 ……………………… 32
個人情報 ………… 57, 58, 79
　――の匿名化 ………… 178
　――（の）保護
　…… 19, 33, 57, 60, 79, 174
　――漏洩 ……………… 174
個人の尊厳 ………… 17, 189
言葉の虐待 ……………… 112
子どもの権利 …………… 119
　――条約 ………… 123, 126
子どもの出自を知る権利 ……8

さ行

災害看護 ………………… 96
再生医療 ………………… 12
在宅医療・療養 ………… 143
サラ・フライ ……17, 24, 25, 85
ジーン・ワトソン ……… 20
ジェイムズ・チルドレス
　…………… 14, 17, 19, 24
自己決定 ……15, 53, 102, 120
　――支援 ……… 134, 141
　――の尊重 …………… 31
自己決定権
　……… 31, 32, 50, 53, 56, 73,
　　　　 121, 127, 183
自己研鑽 ………… 66, 67
自己実現 ………………… 110
自殺 ……………………… 33
　――企図 ……………… 138
死産 ……………………… 128
事前指示書 ……………… 104
自然の生存権 …………… 5
自尊心 ………… 112, 113
児童の権利に関する条約
　……………………… 126
死の受容の過程 ………… 56
死亡児 …………………… 128
社会権 …………………… 18
社会的入院 ……………… 89
社会的役割 ……………… 3
自由権 …………………… 18
重複投稿 ………………… 191
終末期 …………………… 147
　――医療 …… 11, 101, 103
　――患者 ……………… 103
終末期における生き方や死の迎
え方の意向 …………… 147
就労継続B型 ………… 141
受益権 …………………… 18
出生前診断 ………… 6, 9, 127
　――と倫理的課題 …… 132
守秘義務
　……………… 33, 34, 57, 60,
　　　　 156, 174
　――に関する法律 ……… 35
　――の解除 …………… 34
受容 ……………………… 102

情報共有 ………………… 71
情報リテラシー ………80, 175
情報倫理 ………………… 176
情報漏洩 ………………… 80
症例報告における患者情報保護
に関する指針 ………… 60
職業倫理 …………3, 17, 149
助産録 …………………… 36
ジョンストン …………… 24
自律 …………… 2, 17, 24, 31
　――支援型 …………… 112
　――の原則 ……… 32, 108
自律尊重 …… 17, 19, 24, 141
　――の原則 ……14, 139, 141
知る権利 ………… 18, 54
人格形成 ………………… 127
人権に関する世界宣言
　……………………… 17, 48
人権問題 ………………… 21
人工授精 …………………… 6
人工妊娠中絶 ……10, 127, 131
　――と倫理的課題 …… 131
人口問題 …………………… 5
新人看護職員研修 ………… 67
人生の最終段階における医療・
ケアの決定プロセスに関する
ガイドライン
　……… 11, 101, 103, 108, 147
身体拘束
　……… 45, 46, 111, 134, 135
身体的虐待 ……………… 113
心的外傷後ストレス障害
　……………………… 97, 98
信頼 ……………… 51, 87
　――関係 ……………… 51
心理的虐待 ……………… 113
診療記録の閲覧 ………… 178
診療録 …………………… 36
スティグマ …………… 95
ストレス ………………… 82
スマートフォン ………… 174
生活習慣病 ……………… 106
正義 ……… 12, 15, 17, 19, 24
　――の原則 …………… 15
誠実 ……… 17, 24, 85, 107
生殖補助医療 …………… 6
　――と倫理的課題 …… 133

生殖補助医療の提供等及びこれ
により出生した子の親子関係に
関する民法の特例に関する法律
………………………… 9
精神科看護職の倫理綱領
……………………… 134, 139
成人看護 ……………………… 102
精神保健及び精神障害者福祉に
関する法律（精神保健福祉法）
……………… 35, 133, 137
精神保健及び精神障害者福祉に
関する法律第三十六条第三項の
規定に基づき厚生労働大臣が定
める行動の制限 …………… 46
生存権 ………… 5, 18, 88, 127
成年後見制度 ……… 114, 115
生命 …………………………… 44
──医学倫理 …………… 19
生命倫理学 ……………… 6, 16
世界医師会 ……………… 63, 182
──総会 ……… 13, 63, 80
世界人権宣言 ………17, 48, 88
世界保健機関憲章 ………… 81
世代間倫理 …………………… 5
絶対的医行為 ………… 64, 68
説明責任 ………… 178, 185
セルフスティグマ ………… 95
善行 ……… 17, 19, 24, 61, 183
──の原則 ……14, 107, 139
前頭側頭型認知症 ……… 116
専門看護師 ……… 16, 72, 96
相対的医行為 ………………… 64
ソーシャル・ネットワーキング・
サービス …………… 57, 174
蘇生の処置 ………… 107, 108
尊厳死 ………………………… 33

た行

体外受精 …………………… 7
胎児異常 ………………… 132
代弁 …………………………… 21
──者 …………………… 21
代理出産 …………………… 7
代理人としての専門職モデル
………………………… 27
代理母 …………………… 7
──の種類 ………………… 7

他害リスク ………………… 136
他者危害排除の原則 ……… 31
他職種の専門性 ………… 149
地域医療体制 ……………… 94
チーム医療 ……24, 26, 58, 71
地球全体主義 ………………… 5
忠誠 …………………… 17, 24
治療方針 …………… 103, 167
チルドレス …… 14, 17, 19, 24
哲学 …………………………… 3
デブリーフィング ………… 136
電子カルテ ………………… 79
転倒 ………………………… 111
同意書 ……………… 191, 194
同意撤回書 ………… 191, 194
凍結卵 …………………… 7
道徳 ……………………… 2, 15
──哲学 …………………… 3
──理論 ………………… 19
特定行為 ………………68, 152
──研修制度 …………… 68
徳倫理学 …………………… 3
トム・ビーチャム
…………… 14, 17, 19, 61
トラウマ・インフォームド・ケ
ア ………………………… 136
トリアージ ………………… 97
──タグ …………………… 97
努力義務 …………………… 67

な行

ナイチンゲール ……… 47, 89
──誓詞 …………… 17, 47
ナラティヴ・アプローチ … 19
ナラティヴ倫理学 ………… 19
ニール・ベイトマン ……… 21
日本国憲法 ……18, 48, 53, 88
日本介護福祉士会倫理綱領
………………………… 149
日本看護科学学会 ……… 186
日本看護協会
…………… 17, 42, 82, 92, 96,
162, 186
日本看護研究学会 ……… 186
ニュルンベルク綱領 …… 182
任意後見制度 …………… 115
人間の尊厳の尊重 ……… 12

認知症 ……………… 114, 116
──高齢者 ……………… 46
ねつ造 …………………… 192
脳死 ………………………… 10
──状態 ………………… 104
ノーマライゼーション …… 22

は行

配偶者間人工授精 ………… 6
パターナリズム ………… 27
働き方改革 ………………… 84
バンク - ミケルセン ……… 22
反面教師 ………………… 164
ビーチャム ……14, 17, 19, 61
非快楽主義 ………………… 3
非規範倫理学 ……………… 3
悲嘆 ……………………… 128
人を対象とする生命科学・医学
系研究に関する倫理指針
………………………… 186
非配偶者間人工授精 ……… 6
秘密保持 ………………… 184
──義務 ………………… 57
平等 …………………48, 124
──権 …………………… 18
品位 ……………………… 85
──の維持 ……………… 77
頻回授乳 ………………… 130
フェミニズム ………… 21, 22
不妊治療 …………………… 6
不平等 …………………… 126
フライ ……… 17, 24, 25, 85
プライバシー
………… 57, 60, 78, 184
──（の）保護
……… 19, 57, 60, 80, 129
──保護 … 19, 57, 60, 80
プラセボの使用 ………… 185
プレパレーション ……… 120
フローレンス・ナイチンゲール
………………… 47, 89
分断投稿 ………………… 191
ベナー看護論 …………… 75
ヘルシンキ宣言 ………12, 183
──の一般原則 ………… 13
ベルモント・レポート
…………………61, 182

ベンクト・ニィリエ ……… 22
暴言・暴力 ……………… 136
報告・連絡・相談の 3 原則
　……………………… 156
法定後見制度 …………… 115
法的責任 ………………… 16
訪問看護師 ……………… 141
訪問看護等の提供に関する諸記
録 ………………………… 36
法律 ……………………… 2
保健師助産師看護師法（保助看
法）… 2, 16, 35, 64, 67, 87
ホストマザー ……………… 7
母体保護法 …………… 10, 35
母乳栄養 ………………… 130

ま行

マタニティブルーズ …… 130
マネジメント …………… 92
ミルトン・メイヤロフ …… 20
民法 ……………………… 44
無危害 …………… 17, 19, 24
　──の原則 ……… 15, 139
メタ倫理学 ……………… 4

メディカルスタッフ …… 26, 71
免許制度 ………………… 14
モラル …………………… 2
問題解決アプローチ ……… 24
問題解決型 ……………… 26

や行

抑うつ …………………… 146

ら行

利益相反 ………………… 191
　──書類 ……………… 191
利己主義 ………………… 3
リスボン宣言 …… 29, 33, 63, 80
利他主義 ………………… 3
リビング・ウィル
　………………… 11, 33, 53
リプロダクティブ・ヘルス
　……………………… 132
療養環境 ………………… 90
療養病床 ………………… 93
臨床研究に関する倫理指針
　……………………… 186
臨床倫理 ………………… 23

──検討シート ……… 167
──の 3 原則 ………… 24
臨地実習
　………… 40, 154, 158, 163
倫理 ……………………… 2
　──カンファレンス
　……………………… 166
倫理学 ………………… 3, 19
倫理原則
　………… 12, 17, 24, 36, 183
倫理検討ツール ………… 167
倫理綱領 ……………… 3, 149
倫理的葛藤 ……………… 25
倫理的ジレンマ ……… 25, 127
倫理的配慮 …… 184, 186, 190
ロールモデル …………… 163
ロバート・ニール・バトラー
　……………………… 117

わ行

ワーク・ライフ・バランス
　………………………… 82

Basic & Practice

看護学テキスト 統合と実践—**看護倫理** 改訂第2版

2014年11月5日	初 版	第1刷発行
2022年1月14日	初 版	第9刷発行
2023年1月11日	改訂第2版	第1刷発行

編 集	川口 孝泰, 江守 陽子
発行人	土屋 徹
編集人	小袋 朋子
発行所	株式会社Gakken
	〒141-8416 東京都品川区西五反田2-11-8
印刷製本	凸版印刷株式会社

● この本に関する各種お問い合わせ先
本の内容については, 下記サイトのお問い合わせフォームよりお願いします.
https://www.corp-gakken.co.jp/contact/
在庫については Tel 03-6431-1234（営業）
不良品（落丁, 乱丁）については Tel 0570-000577
　学研業務センター 〒354-0045 埼玉県入間郡三芳町上富279-1
上記以外のお問い合わせは Tel 0570-056-710（学研グループ総合案内）

©T. Kawaguchi, Y. Emori 2023 Printed in Japan
● ショメイ：ベーシックアンドプラクティスカンゴガクテキストトウゴウトジッ
　　　　　センーカンゴリンリカイテイダイニハン

学研グループの書籍・雑誌についての新刊情報・詳細情報は, 下記をご覧ください.
学研出版サイト https://hon.gakken.jp/